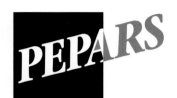

【ペパーズ】
編集企画にあたって…

　日本医科大学付属病院では，以前，多剤耐性アシネトバクターの院内感染による病棟閉鎖を経験いたしました．その患者さんの中には我々が創傷治療を行っていた患者さんが多く含まれ，創傷被覆材や陰圧閉鎖療法を含む，閉鎖療法の危険性を改めて感じたものでした．現在では院内全体でその対策も進み，創管理や院内感染の予防体制が構築され，正しい知識で創傷に向き合えるようになりました．

　外科医はどうしても術部位や創部に目が行きますので，「木を見て森を見ず」の状態になりがちです．一方，感染症の専門医は「森をみて木を見ず」の状態になりがちなのはお互い自明の理です．

　たとえば形成外科医が遊離骨・軟骨移植などの遊離組織移植を行った時，その組織周囲に菌が少しでもいれば，そこでバイオフィルムをつくって増殖するかもしれません．いずれ遊離組織を除去することになり，手術が無駄になります．しかし周囲の組織に十分な血流があり，抗生剤も遊離組織周囲に届けばそのリスクは減るでしょう．遊離組織が生着するまでの短期間，しっかりと効果の高い抗生剤を使用することは不要どころか手術を無駄にしないために必要なことです．この状況で多剤耐性菌の出現を恐れて抗生剤を使用しないのは間違っています．遊離組織移植をはじめインプラントの手術ではなおさら，通常の術創におけるSSI予防の抗生剤使用法とは全く異なる概念で対応し，手術を無駄にしてはなりません．

　このような考えで，外科医は感染症専門医と討論し，患者ごとに抗生剤の適正な使用法を検討しなければならないはずです．特に特殊性の高い形成外科手術においては「ガイドラインではこうなっている」という一義的な説明は当てはまらない場合があります．内科的感染症との違いを感染症専門医にもご理解いただき，両者が手をつなぐことが患者さんにとって必要なことと思っています．

　今回は院内感染のテーマをはじめ，急性創傷から慢性創傷まで，また頭から足まで，外科系の先生方が経験する様々な感染症に対して「木を見て森も見る」ための感染症の知識を得るための特集が組めました．最後に，企画の編集をご依頼いただきました編集主幹の先生方，また鈴木由子さんはじめ出版社の皆様，快く執筆をお引き受けいただいた著者の先生方に厚く御礼申し上げます．

2017 年 8 月

小川　令

KEY WORDS INDEX

和　文

― あ　行 ―
アウトブレイク　9
異物　93
医療関連感染　9
壊死性筋膜炎　68
汚染　1

― か　行 ―
感染　32,51,76,83
感染経路別予防策　9
感染症　68
陥入爪　68
胸部術後感染症　40
筋膜縫合　1
頸部膿瘍　32
限界的保菌状態　16
抗菌　23
骨髄炎　68

― さ　行 ―
自家培養表皮　76
脂肪吸引　93
縦隔炎・胸骨骨髄炎　40
手指衛生　9
手術部位感染　1
上肢　51
消毒　23
褥瘡　83
耳瘻孔　32
人工真皮　76
真皮縫合　1
スレッドリフト　93
洗浄型NPWT　40
洗浄機能付き局所陰圧閉鎖療法
　　　　　　　　　　　　　23
創傷治癒　16
創洗浄　23
創面環境調整　83

― た・な行 ―
手　51
デブリードマン　23,51,83

頭頸部手術　32
糖尿病性潰瘍　68
熱傷　76
脳外科手術　32

― は　行 ―
バイオフィルム　16
皮下縫合　1
皮弁壊死　32
標準予防策　9
表面縫合　1
フィラー　93
複雑性皮膚・軟部組織感染症　23
腹部術後感染症　40
蜂窩織炎　68
豊胸術　93

― ま～ら行 ―
慢性感染症　16
慢性創傷　16
指　51
臨界的定着　83

欧　文

― A・B ―
abdominal postoperative infections　40
antimicrobial　23
artificial dermis　76
augmentation mammaplasty　93
aural fistula　32
biofilm　16
burn　76

― C ―
cellulitis　68
cervical abscess　32
chest postoperative infections　40
chronic infection　16
chronic wounds　16
complicated skin soft tissue infections　23
contamination　1

critical colonization　16,83
cultured epidermal autograft　76

― D・F ―
debridement　23,51,83
dermal suture　1
diabetic ulcer　68
disinfection　23
fascial suture　1
filler　93
finger　51
flap necrosis　32
foreign body　93

― H・I ―
hand　51
hand hygiene　9
Head and neck surgery　32
healthcare-associated infection　9
infection　32,51,68,76,83
ingrown nail　68

― L～N ―
liposuction　93
mediastinitis/sternal osteomyelitis　40
necrotizing fasciitis　68
Negative Pressure Wound Therapy；NPWT　40
Negative Pressure Wound Therapy with instillation　23,40
Neurosurgery　32

― O・P ―
osteomyelitis　68
outbreak　9
pressure ulcer　83

― S～W ―
standard precautions　9
subdermal suture　1
superficial suture　1
surgical site infection　1
thread lift　93
transmission-based precautions　9
TSS　76
upper limb　51
wound bed preparation　83
wound healing　16
wound irrigation　23

WRITERS FILE

ライターズファイル（五十音順）

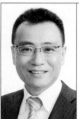

市岡　滋
（いちおか　しげる）
1988年　千葉大学卒業
　　　　東京大学形成外科入局，河北総合病院，静岡県立総合病院，東名厚木病院等で臨床研修
1993～97年　東京大学大学院（博士課程）にて微小循環，創傷治癒，血管新生の基礎研究
1997年　東京大学形成外科，助手
1998年　埼玉医科大学形成外科，講師
2000年　同大学，助教授
2007年　教授に就任
2014年　埼玉医科大学病院，院長補佐

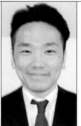

兼行慎太郎
（かねゆく　しんたろう）
2015年　宮崎大学卒業
　　　　社会医療法人財団石心会埼玉石心会病院，初期研修医
2017年　日本医科大学形成外科入局

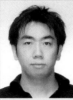

野本　俊一
（のもと　しゅんいち）
2000年　杏林大学卒業
　　　　日本医科大学第一外科入局
2003年　同形成外科入局
2007年　北村山公立病院形成外科，医長
2008年　博慈会記念総合病院形成外科，医長
現在　　日本医科大学形成外科，助教

梅澤　裕己
（うめざわ　ひろき）
2004年　日本医科大学卒業
2006年　同大学付属武蔵小杉病院形成外科，後期専修医
2008年　同大学付属病院高度救命センター，助教
2009年　同大学付属病院形成外科・美容外科，助教
2010年　国立がん研究センター頭頸部外科・形成外科，チーフレジデント
2012年　日本医科大学付属病院形成外科・美容外科，助教
2015年　同大学形成外科，助教
2017年　同大学形成外科，准教授

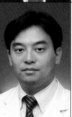

榊原　俊介
（さかきばら　しゅんすけ）
1998年　大阪大学理学部高分子学科中退
2000年　大阪大学大学院理学研究科生物科学専攻博士前期課程修了
2004年　神戸大学医学部医学科卒業
2006年　同大学形成外科入局
2009年　神戸大学美容医科学，特命助教
2012年　神戸大学形成外科・美容外科，特定助教
2015年　兵庫県立がんセンター形成外科，医長

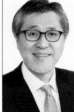

松村　一
（まつむら　はじめ）
1987年　東京医科大学卒業
　　　　国立東京第二病院外科
1989年　東京医科大学形成外科，臨床研修医
1993年　同，助教
1995年　Division of Plastic Surgery and Department of Surgery, University of Washington に留学
1997年　東京医科大学病院形成外科，助手
1998年　同，講師
2002年　同，助（准）教授
2008年　同，教授
2014年　同，主任教授

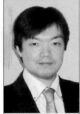

小川　令
（おがわ　れい）
1999年　日本医科大学卒業
1999年　同大学形成外科入局
2005年　同大学大学院修了
2005年　会津中央病院形成外科，部長
2006年　日本医科大学形成外科，助教
2007年　米国ハーバード大学形成外科，研究員
2009年　日本医科大学形成外科，准教授
2013年～現在　東京大学，非常勤講師（兼任）
2015年4月　日本医科大学形成外科，主任教授

阪野　一世
（さかの　いっせい）
2007年　福島県立医科大学卒業
2009年　同大学形成外科入局
2009年　群馬県立がんセンター
2010年　帝京大学附属病院
2011年　静岡県立こども病院
2015年　寿泉堂総合病院

山口　賢次
（やまぐち　けんじ）
2009年　山形大学卒業
2011年　山形県立中央病院初期研修終了
2011年　同病院形成外科，後期研修医
2016年　東北大学大学院医学系研究科形成外科学分野

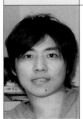

小野　真平
（おの　しんぺい）
2004年　日本医科大学卒業
2006年　同大学形成外科入局
　　　　同大学大学院入学
2009年　東莞康華病院形成外科（中国），新潟手の外科研究所，名古屋掖済会病院整形外科で手の外科研修
2010年　医学博士取得
　　　　ミシガン大学形成外科（米国）留学（Dr. Kevin C Chung に師事）
2012年　日本医科大学高度救命救急センター，助教
2015年　会津中央病院形成外科，部長
2015年　日本医科大学形成外科，講師
2017年　同，准教授

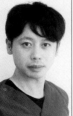

寺部　雄太
（てらべ　ゆうた）
2008年　埼玉医科大学病院国際医療センター研修開始
2010年　同大学病院形成外科・美容外科，助教
2016年　同大学病院国際医療センター形成外科，助教
2017年　東京西徳洲会病院形成外科，医長

前付 3

CONTENTS

感染症をもっと知ろう！
―外科系医師のために―

編集／日本医科大学教授　小川　令

手術部位感染（SSI）の概念と対策……………………………………小川　　令　　**1**
> 筋膜のような水平方向の血流に富んだ膜構造を術中に同定・縫合し，創縁が自然に密着する状況をつくることが SSI 予防に大切である．

院内感染の概念と対策…………………………………………………阪野　一世　　**9**
> 基本となる院内感染の定義および標準予防策，そしてアウトブレイクが発生した場合の組織の対応の流れおよび個々の医療従事者の注意すべき行動について述べる．

慢性感染症の概念と対策（バイオフィルムなど）……………………山口　賢次ほか　**16**
> 本稿では，今後も患者数が増加すると考えられている慢性創傷，感染症，その原因となるバイオフィルムを中心に概念からその対応策までを述べる．

創傷の洗浄・消毒・抗菌の概念とアップデート……………………市岡　　滋　　**23**
> 創感染のコントロールにおいては創傷局所のマネージメントを前提に抗菌薬の全身投与を考慮する．

頭頸部顔面領域の感染に対処する……………………………………梅澤　裕己　　**32**
> 頭頸部は唾液，鼻汁などの刺激，嚥下圧による物理刺激，人工物が存在する場合は，人工物も物理刺激となって難治となることがあり，その対応策について述べる．

体幹の感染症と治療……………………………………………………榊原　俊介ほか　**40**
> 胸部・腹部のいずれも重要臓器を含み，その SSI には個々の手術内容や感染の広がりを慎重に検討しながら治療を行う必要がある．本稿では胸部と腹部とに大別し，それぞれの治療の概要について述べる．

◆編集顧問／栗原邦弘　中島龍夫
　　　　　百束比古　光嶋　勲
◆編集主幹／上田晃一　大慈弥裕之

【ペパーズ】
PEPARS No.129/2017.9◆目次

上肢の感染症と治療…………………………………………………小野　真平　**51**
　　　手の感染症の診断・治療の遅れは重篤な後遺症を残しかねない．保存的に待てる
　　　vs 緊急手術を要する感染症，救急外来で対応可能 vs 入院手術が必要な感染症の
　　　線引きを明確に理解する．

下肢の感染症と治療…………………………………………………兼行慎太郎ほか　**68**
　　　下肢の感染症の病態は感染の深さ，患者の全身状態などによって多岐に亘る．合
　　　併症によって起因菌も異なり，時には重篤な状態になり得るため早期診断と治療
　　　が求められる．

熱傷の感染症と治療・予防…………………………………………松村　　一ほか　**76**
　　　熱傷においては，創感染が予後を左右する．また，菌の外毒素によりショック症
　　　状を呈する場合もある．人工真皮や培養表皮などは細菌汚染に弱いため，感染コ
　　　ントロールが重要となっている．

褥瘡の感染症の診断と治療…………………………………………寺部　雄太ほか　**83**
　　　感染性褥瘡は，我々形成外科医の最大に力の発揮出来る外科的なデブリードマン
　　　が極めて有効である．慢性創傷のうち褥瘡ほど外科的アプローチが有用である分
　　　野はなく，形成外科医としての知見を少しでも深めることが目的である．

美容外科手術後感染症と治療………………………………………野本　俊一　**93**
　　　美容外科手術後に異物を埋入してある状態においては晩期性感染発生の可能性
　　　を常に念頭に置くべきであり，美容外科領域においても大切なのは"異物を体内
　　　に入れる行為"に対して十分な準備と適切な手順を怠らないことである．

┃ライターズファイル………………………………… 前付 3
┃Key words index ……………………………… 前付 2
┃PEPARS　バックナンバー一覧 ………… 104～105
┃PEPARS　次号予告 ……………………………… 106

「PEPARS®」とは Perspective Essential Plastic
Aesthetic Reconstructive Surgery の頭文字よ
り構成される造語．

前付 5

アトラス きずのきれいな治し方

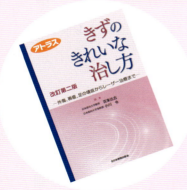

改訂第二版

―外傷、褥瘡、足の壊疽からレーザー治療まで―

編集／日本医科大学教授　百束比古　　日本医科大学准教授　小川　令
2012年6月発行　オールカラー　B5判　192頁　本体価格5,000円＋税

「きず」をいかに少なく目立たなくするかをコンセプトとして、オールカラーアトラス形式はそのままに、**詳細な縫合法、褥瘡、瘢痕拘縮**など、内容を**大幅ボリュームアップ**して大改訂！
「きず」を診る全ての医師、看護師の方々、是非手にお取り下さい！

1. きずの種類と治り方
   ―きれいなきずになるまでの考え方―
2. きずの保存的な治し方
   ―消毒剤・外用剤・創傷被覆材の種類と使い方―
3. 手術で治す方法
   ―形成外科の縫い方と皮膚移植―
4. 顔のきず・その治し方
   ―新しくできた顔のきずの治療で気をつけること―
5. 指のきずの治療と管理
   ―指の治療で気をつけること―
6. 慢性創傷と治し方（総論）
   ―古いきずを治すには―
7. 褥瘡の治療
   ―とこずれをどう治療するか―
8. 放射線潰瘍
   ―放射線でできた潰瘍はなぜ治りにくいか―
9. 下腿潰瘍
   ―治りにくいのはなぜか、手術はどうやるのか―
10. 足の壊疽
    ―治りにくいのはなぜか、どうやって治療するのか、どこで切断するのか―
11. 熱傷・熱傷潰瘍
    ―やけどとその後遺症はどうするか―
12. 瘢痕・瘢痕拘縮
    ―整容と機能の両面から―
13. ケロイドと肥厚性瘢痕
    ―赤く盛り上がったきずあとは何か―
14. きずから発生する重篤な疾患について
    ―ラップ療法など密閉療法によるものを含めて―
15. 美容目的の異物埋（注）入と傷跡
    ―顔面と乳房―
16. 傷跡のレーザー治療
    ―美容外科ではきずにどう対応するか―
17. スキンケアの実際
    ―皮膚をやさしく扱うには―
18. 傷跡のリハビリテーション

コラム　陰圧閉鎖療法（VAC療法）―その理論と実際―
　　　　局所皮弁法の新しい波―穿通枝皮弁とプロペラ皮弁―
　　　　切断指、デグロービング・リング損傷の治療
　　　　消毒の誤解・ラップ療法の功罪
　　　　再生医療と成長因子の知識
　　　　マゴットセラピーについて
　　　　薄い皮弁による整容的再建
　　　　―皮弁は厚いという常識への挑戦―
　　　　産婦人科手術とケロイド
　　　　きれいな刺青の除去

(株)全日本病院出版会　〒113-0033　東京都文京区本郷3-16-4
TEL：03-5689-5989　FAX：03-5689-8030

おもとめはお近くの書店または弊社ホームページ（http://www.zenniti.com）まで！

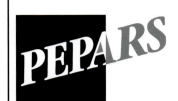

◆特集/感染症をもっと知ろう！―外科系医師のために―
手術部位感染(SSI)の概念と対策

小川 令*

Key Words：真皮縫合(dermal suture)，皮下縫合(subdermal suture)，筋膜縫合(fascial suture)，表面縫合(superficial suture)，手術部位感染(surgical site infection)，汚染(contamination)

Abstract 糖尿病や免疫不全，栄養不良など全身的な感染リスクがある患者は，術中の創汚染が顕著でなくても SSI を生じる可能性がある．しかし，易感染のリスクがない場合でも SSI を生じることがあり，この場合は不適切な外科手術手技による場合が多い．
　一般外科医の間に真皮縫合の概念が広まっているのはよいことである反面，弊害もある．真皮を引きよせて縫えばよい，表面縫合をしなくて済むように縫う，という安易な考えは SSI や肥厚性瘢痕の原因となる．真皮に意識を向けすぎると，皮下縫合がおろそかになり，死腔や漿液腫，血腫を生じる原因となる．真皮縫合が浅すぎると毛包を閉塞させ，毛のう炎や表皮嚢腫など感染源を作ることになる．よって筋膜のような水平方向の血流に富んだ膜構造を意識して術中に同定・縫合し，創縁が自然に密着する状況をつくった上で，真皮や表面縫合を行うことが大切である．すなわち四層縫合(深筋膜，浅筋膜，真皮最下層，表面)が優れている．

手術部位感染(Surgical Site Infection ; SSI)の定義

　米国疾病予防管理センター(Centers for Disease Control and Prevention ; CDC)は，1999 年に「手術部位感染の予防のためのガイドライン」[1]を発表し，2017 年 5 月にはその改訂版を報告した[2]．SSI は表層 SSI (Superficial Incisional SSI ; SI-SSI)，深部 SSI (Deep Incisional SSI ; DI-SSI)，臓器・体腔 SSI (Organ/Space SSI ; OS-SSI)の 3 種類に分類され(図 1)，中でも表層 SSI は 70％ を占めるとされる．これらは以下のように定義される．

1．表層 SSI

　手術後 30 日以内に生じた感染で，切開部の皮膚または皮下組織のみに感染が限局し，以下のうちの少なくとも 1 つを認めるもの；
　1) 切開部の表面から，検査上の確診の有無を

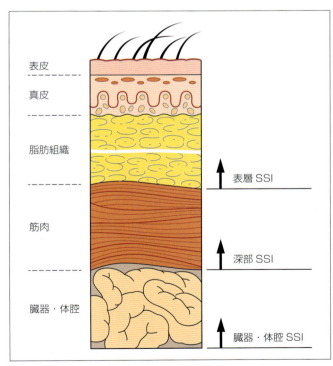

図 1．SSI の分類
SSI は表層 SSI (SI-SSI)，深部 SSI (DI-SSI)，臓器・体腔 SSI (OS-SSI) の 3 種類に分類される．

---

* Rei OGAWA, 〒113-8603 東京都文京区千駄木 1-1-5 日本医科大学形成外科，主任教授

問わず，排膿を認めた

　2）切開創の表層から無菌的に採取された液体または組織の培養から病原菌が分離された

　3）以下の感染の症状や愁訴のうち少なくとも1つを認めた；疼痛または圧痛，限局性腫脹，発赤・発熱，切開部の培養が陰性でも外科医が意図的に皮膚浅層の縫合を開けた

　4）外科医または主治医が浅部切開部位の感染と診断した

2．深部 SSI

　人工物の移植が行われなかった場合には術後30日以内，人工物が残された場合には術後1年以内に，手術切開部位の深部組織（たとえば，筋膜や筋層）に，手術に関連して感染が生じ，さらに以下のうちの少なくとも1つを認めるもの；

　1）臓器・体腔からではなく，深部切開創からの排膿を認めた

　2）深部切開創が自然に離開したか，切開創の培養は陰性であっても，次の感染の症状や徴候（38℃以上の発熱，限局した疼痛，圧痛）を少なくとも1つ認め，外科医が創を意図的に開放した

　3）深部切開創の膿瘍や他の感染の証拠が，直接的あるいは再手術や組織病理学，放射線医学検査で認められた

　4）外科医または主治医が深部切開部位の感染と診断した

3．臓器・体腔 SSI

　人工物の移植が行われなかった場合には術後30日以内，人工物が残された場合には術後1年以内に，手術と関連した感染や，切開部以外に術中展開・操作された臓器や体腔などに感染が生じた場合で，さらに次の少なくとも1つを含むもの；

　1）臓器・体腔に入っているドレーンからの排膿を認めた

　2）臓器・体腔から無菌的に採取された体液または組織から病原体が分離された

　3）臓器・体腔から膿瘍または他の感染の証拠が，直接的あるいは再手術や組織病理学，放射線医学検査で認められた

　4）外科医または主治医が臓器・体腔の感染と診断した

手術部位感染（SSI）の原因

　CDC[1]は手術創の汚染度を以下のように分類している．

　1）Class Ⅰ／清潔（Clean）

　2）Class Ⅱ／準清潔（Clean-Contaminated）

　3）Class Ⅲ／不潔（Contaminated）

　4）Class Ⅳ／汚染-感染（Dirty-Infected）

　Class Ⅰは呼吸器，消化器，泌尿生殖器などに到達していない非感染性の創部，Class Ⅱは呼吸器，消化器，泌尿生殖器などに到達しているが，異常な汚染が認められない場合，Class Ⅲは滅菌手術で大きな破綻があったり消化管の大量漏出が認められた場合，Class Ⅳは壊死組織を認めたり，臨床的感染あるいは内臓穿孔を認める陳旧性外傷とされる．

　糖尿病や免疫不全，栄養不良など全身的な感染のリスクがある場合は，特に術中の創汚染が顕著でない Class Ⅰ や Ⅱ でも SSI を生じる可能性がある．しかし，易感染のリスクがない健常人の外科手術でも SSI を生じることがあり，この場合は不適切な外科手術手技による場合が多いと考えるべきであろう．

　創部で感染が生じるということは，健常人の場合，血流の途絶えた不活性組織がある可能性を示唆する．細菌などの病原体が不潔操作によって創に付着したとしても，免疫が正常な場合，血液から炎症細胞が創部に遊走し，さらには術中・術後の抗生剤全身投与で，抗生剤も創部に到達するため，よほどの病原体量でない限り，「汚染」から「定着」や「感染」に発展することは稀である．感染に発展するほどの血流の途絶えた不活性組織とは，CDC のガイドライン[1,2]に従えば，止血の不備による血腫，死腔の残存による漿液腫，組織損傷による壊死組織などが考えられるが，これらを不適切な「縫合法」で作ってしまっている可能性を常に考慮すべきである．

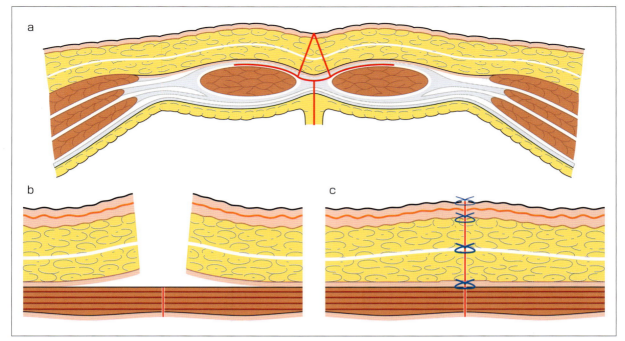

図 2. 縫合法の工夫（腹部の例）
a：深筋膜を縫合するために，緊張が強い時は，深筋膜と筋肉の間を剝離する．深い所から縫っていくと，脂肪組織が創縁からはみ出してくるため，あらかじめ脂肪組織を三角形に切除しておくのもよい．
b：深筋膜と筋肉の間を剝離した状態
c：深筋膜，浅筋膜を縫合した後，創縁が自然に密着する状況となる．その状態から真皮縫合を開始する．

　たとえば胸部外科領域では，ワイヤーで胸骨を固定したが，皮質骨同士に段差が生じている，また脂肪髄同士は血流がないため，時間が経過しても骨の癒合が生じず，死腔を生じるなどの原因が考えられる．腹部外科領域では，脂肪組織に大きく糸をかけすぎて血流不全を生じ，感染源となる壊死組織が生じる，といった原因が考えられる．また病巣切除やリンパ節郭清に伴い，組織や皮膚を剝離しすぎて血流の途絶えた組織を作ってしまう可能性もある．

手術部位感染(SSI)の予防

　SSIを予防するには，創の虚血や創にかかる過剰な張力を予防する縫合法の工夫，そして術後の創管理の工夫が必要である．

1．縫合法の工夫

　一般的に外科医の間にも真皮縫合の考えが広まっていると思われる．しかし，真皮を引き寄せて縫えばよい，表面縫合をしなくて済むように縫う，という安易な考えはSSIだけでなく肥厚性瘢痕をも生じる原因となる．真皮に力をかけて引き寄せて縫えば，真皮で炎症が持続し肥厚性瘢痕の原因となる．表面縫合をしなくて済むように意識すれば，真皮縫合が浅くなり，毛包を閉塞させてしまい術後の毛のう炎や表皮囊腫などをつくってしまい感染の原因となる．さらに，真皮に意識を向けることで，皮下縫合がおろそかになり，死腔や漿液腫，血腫を生じる原因となる．内視鏡の円型創に対して外科医がよく行う手技に巾着縫合があるが，緊張のかかる部位では，かえって瘢痕に炎症が生じ，SSIの原因にもなるし，目立つ瘢痕を生じる．縫合の方向を考えて直線状に縫合した方が目立たない瘢痕となる．

　形成外科医は，従来から皮下縫合，真皮縫合，表面縫合の三層縫合を行ってきた．これはSSIのリスクは軽減できるが，肥厚性瘢痕の予防という意味では不十分である．そこで，我々はSSIおよび肥厚性瘢痕の両方を最大限予防する目的で，深筋膜や浅筋膜といった組織を使った減張縫合に重点を置き，真皮縫合や表面縫合を最小限にする方

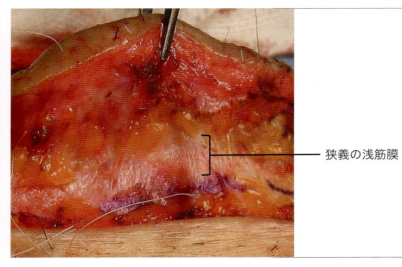

図 3.
狭義の浅筋膜
広義の浅筋膜は脂肪層そのものを指すが、狭義の浅筋膜は脂肪層の中にある線維性の結合組織を言う。これら膜組織は水平方向の血流に富み、強固なので縫合に適する。

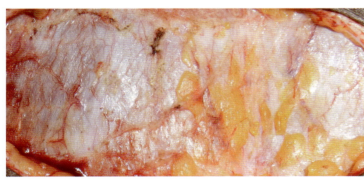

図 4.
深筋膜
深筋膜には肉眼でもはっきり見える水平方向の血管網がある。

法、言わば四層縫合（深筋膜、浅筋膜、真皮最下層、表面）を実践してきた。

創は、緊張の少ない状態で縫合すべきであり、縫合で障害されやすい脂肪組織や、病的瘢痕が生じる真皮はできるだけ愛護的に縫合する。そのため、筋膜など強固な組織で縫合し、脂肪組織や皮膚を減張する[3)～5)]。

胸部では大胸筋とその上の深筋膜の間を剝離し、深筋膜同士を 0 や 2-0 のポリジオキサノン糸（PDS®Ⅱ）などで縫合する。腹部では腹直筋と前鞘の間を剝離し、前鞘同士を同様に縫合する。糸は結節保持力、抗張力共に優れている吸収糸を選択する。例えば同じエチコン社製の吸収糸でもPDS®Ⅱは、ポリグラクチン 910 糸（バイクリル®）よりも抗張力の維持に優れている。縫合部の血流が再開しにくい連続縫合よりも結節縫合がよく、途中で切れてもすべてがほどけてしまうことがない有棘縫合糸（ストラタフィックス®）を用いる方法もある。

皮下脂肪が多い症例の場合、脂肪組織が創縁からはみ出るため、縫合しながら少しずつ脂肪組織を切除するか、あらかじめ皮膚切開の際に三角形に脂肪を切除しておいてもよい（図 2-a）。

次に浅筋膜を 2-0 や 3-0 PDS®Ⅱにて縫合する（図 2-b，c）。脂肪組織の中に白い線維性の「狭義の浅筋膜（図 3）」が認められるため、これに糸をかける。一般外科医にとって「浅筋膜」は脂肪層全層を意味することが多いが、これは広義の浅筋膜であり、胸部や腹部では脂肪層の中に白色の線維組織を確認でき、これが狭義の浅筋膜である。

垂直方向の血流を有している脂肪組織とは異なり、浅筋膜や深筋膜などの膜構造は水平方向の血流を有しているため、糸をかけても虚血になることは少ない（図 4）。頸部や乳房では、胸部や腹部に比べてかかる張力がそれほど強くないため、浅筋膜の縫合でしっかりと皮膚にかかる張力を減弱するとよい。

深筋膜や浅筋膜の縫合が終了すると、真皮縫合

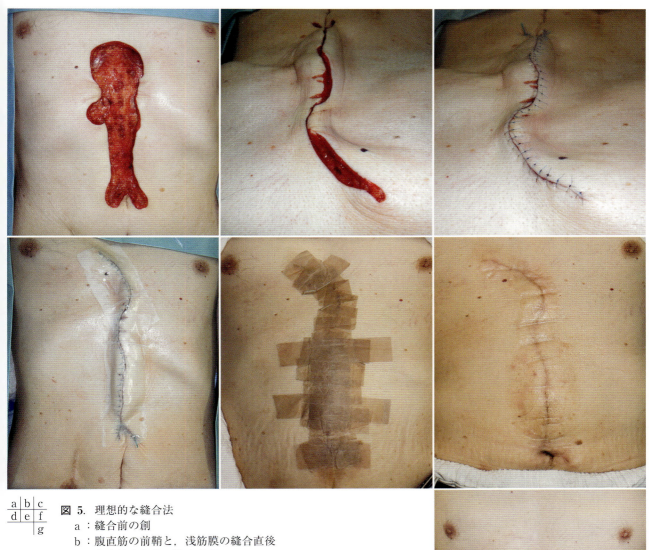

図 5. 理想的な縫合法
　a：縫合前の創
　b：腹直筋の前鞘と，浅筋膜の縫合直後
　c：真皮縫合と表面縫合直後
　d：非固着性ガーゼによるドレッシング
　e：術後のサージカルテープ固定
　f：術後6か月
　g：術後2年

皮膚を縫合する前に，自然に創縁が密着している状態をつくることが，すべての縫合創におけるトラブルを減らすために大切である．本症例では，しっかりと腹直筋の前鞘と浅筋膜を縫合することで，創縁が自然と密着した．この時点から真皮縫合を開始する．真皮縫合で創縁を寄せようとすると，真皮に過剰な力が加わり，虚血や炎症の原因となる．

をする前に，ほぼ創縁が互いに密着する（図5-a, b）．この状態になってから，4-0 や 5-0 PDS®II で最小限に真皮縫合を行う．真皮の最下層同士を軽く縫合するだけでよい．真皮縫合で創を引き寄せない，また毛包にかからないように浅く糸をかけないようにする．その後炎症反応を生じにくい 5-0 や 6-0 ポリプロピレン糸やナイロン糸（Proline® や Ethilon®）などの非吸収糸にて表面縫合を行う（図5-c）．表皮から真皮の最上層のみに針を通し，軽く表面を合わせる．ダーマボンド®などの縫合

用接着剤は，創面の段差をぴったり合わせるのは困難で，縫合面に接着剤が流入しないよう注意する．ステープラーは縫合糸痕が残存しやすく，できるだけ用いない．

縫合が終了したらワセリン基剤の軟膏を塗布し，非固着性ガーゼで表面を覆い，ガーゼを当てて手術終了とする（図5-d）．術後翌日に出血が認められなければ，テガダーム®などのフィルム材で保護する．抜糸は7～10日程度で行うようにする．

皮膚を縫い始める前に，創縁が自然に合う状態をいかにつくれるか，ということがSSIや病的瘢痕の発症を予防する秘訣である．

2．創管理の工夫

抜糸までは，創を清潔に保つ目的で，シャワーによる洗浄がよい．縫合創であれば，2～3日もすればシャワー洗浄を開始してよい．抜糸後は，創を安静に保つため，サージカルテープやかぶれにくいシリコーンテープによる固定を考慮する（図5-e, f）．腹帯やコルセットなども創の安静・固定に有用である．

抜糸が終了しても，真皮の創傷治癒は進行しており，創の安静が重要である．一般的に創における真皮の強度は3か月たっても90%程度であると言われている．よって張力のかかる胸部や腹部などでは最低3か月から半年のテープ固定などが推奨される．術後早期の腹筋運動などは肥厚性瘢痕の発症リスクを上昇させる．

もし術後1か月くらいして創部の発赤や隆起を認めたら，肥厚性瘢痕の発症を考え，副腎皮質ホルモンのテープ剤を直ちに使用する[6]．

手術部位感染（SSI）の治療

1．異物除去，デブリードマン

術後創に感染を認めた場合，画像診断および創の開放，洗浄が基本である．異物が埋入されていて，感染巣と連続している場合は，異物の除去が前提となる．感染が完全に収束するまで洗浄や創管理を継続し，機能が損なわれる特殊な状況でない限り，再建を行うべきではない．局麻下の最小

限のデブリードマンでは感染創を完全に解放できないことも多いため，全身麻酔下での積極的な感染創のデブリードマンを行うことを心がける．壊死組織はできるだけ電気メスや剪刀，鋭匙を使い切除する．肉眼的に綺麗になり，健常組織に見える創でも臨界的定着創（critical colonized wound）となっている場合があるため，一見縫合できそうな創でもできるかぎり開放創とすべきである．

2．創管理

毎日，生理的食塩水や水道水にて洗浄することが基本であるが，内臓が露出している場合を除いて，できるかぎり水圧のあるシャワーでしっかりと創面を洗浄する．その過程でさらに壊死組織を認めたら，ベッドサイドで適宜デブリードマンを行う．ベッドサイドで行うデブリードマンには，剪刀を使った外科的デブリードマン，ブロメライン®軟膏などの酵素製剤を用いた化学的デブリードマン，ゲーベン®クリームなどを用いた自己融解促進型デブリードマンなどがあるので，出血傾向に留意しながら適宜選択する．

壊死組織は消失しても排菌が継続している状態や，糖尿病などのハイリスクの症例では，創面での細菌増殖を抑制する目的でイソジン®ゲルなどヨウ素製剤も有用である．局所へ抗生剤を投与することは耐性菌の出現を促す可能性があるためできるだけ避ける．熱発などを認める場合は，創部の細菌培養，血液培養などを行い，原因菌を同定し，抗生剤の全身投与は必須である．

白血球数やCRPが減少し，肉眼的に健常肉芽が増殖してきたら，創傷治癒を促進する外用剤と，創傷被覆材や陰圧閉鎖療法との併用療法を検討する．外用剤としては塩基性線維芽細胞増殖因子（basic fibroblast growth factor；bFGF）製剤であるトラフェルミン（フィブラスト®スプレー），プロスタグランジン E_1 製剤（プロスタンディン®軟膏）などが有用である．浸出液が多くかつ面積の大きな創は，肉芽形成が良好であれば浸出液の量によって，ハイドロサイト®やデュオアクティブ®，メピレックス®，バーシバ® XCなど各種創傷被覆

材を利用するが，肉芽形成が不良であれば，陰圧閉鎖療法を用いるとよい．

3．再　建

創全体が健常肉芽で完全に被覆されたら，植皮や皮弁などを選択して，生体組織で創を被覆する．特に，皮弁は豊富な血流を有しているので，多少の不良肉芽や組織欠損部があっても十分治癒させられるだけの効果を有する．創部に新たな血流を付加する意味でも血流の豊富な皮弁を選択すべきである．

まとめ

SSI の概念と，特に縫合法の最適化について述べた．一般外科医の間に真皮縫合の概念が広まっているのはよいことである反面，弊害もある．真皮を引き寄せて縫えばよい，表面縫合をしなくて済むように縫う，という安易な考えは，SSI や肥厚性瘢痕の原因となる．真皮に意識を向けすぎると，皮下縫合がおろそかになり，死腔や漿液腫，血腫を生じる原因となる．よって，筋膜のような水平方向の血流に富んだ膜構造を意識して術中に固定して縫合し，創縁が自然に密着する状況をつくった上で，真皮や表面縫合を行うことが大切である．

参考文献

1) CDC：Guideline for the Prevention of Surgical Site Infection. 1999. Available at online；https://stacks.cdc.gov/view/cdc/7160

2) CDC：Guideline for the Prevention of Surgical Site Infection. 2017. Available at online；http://jamanetwork.com/journals/jamasurgery/fullarticle/2623725
   Summary　SSI の最も新しいガイドラインである．

3) 赤石諭史ほか：ケロイド切除後の新しい縫合法―Fascial suture technique―．瘢痕・ケロイド．4：95-99，2010．

4) Ogawa, R., et al.：Clinical applications of basic research that shows reducing skin tension could prevent and treat abnormal scarring：the importance of fascial/subcutaneous tensile reduction sutures and flap surgery for keloid and hypertrophic scar reconstruction. J Nippon Med Sch. 78 (2)：68-76, 2011.

5) 小川　令：【ケロイド・肥厚性瘢痕の治療―我が施設(私)のこだわり―】ケロイド・肥厚性瘢痕に対する外科的治療のトピックと今後の展開―張力の制御がケロイド・肥厚性瘢痕の治癒を促す―．PEPARS．117：48-56，2016．

6) 小川　令，赤石諭史：ケロイド・肥厚性瘢痕に対する副腎皮質ホルモンテープ剤(ステロイドテープ)の有用性―フルドロキシコルチド製剤(ドレニゾン®テープ)とデプロドンプロピオン酸エステル製剤(エクラー®プラスター)の比較検討―．瘢痕・ケロイド．10：55-60，2016．
   Summary　あまり知られていない副腎皮質ホルモンテープ剤の種類や使用方法について記載された論文．

PEPARS No.123 2017年3月増大号

オールカラー192頁　定価5,200円＋税

実践！よくわかる縫合の基本講座

編集／東京医科大学兼任教授　菅又　章

"きれいな"縫合のコツを
　　　エキスパート講師陣が伝授！

すべての外科系医師に送る、
　　　手術をステップアップさせる1冊！

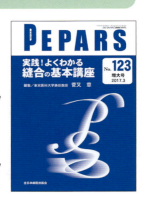

目　次

形成外科における縫合法の基本（総説）	田中　克己
形成外科における縫合材料	菊池　雄二ほか
皮下縫合・真皮縫合の基本手技	横田　和典
頭部の縫合法	岸邊　美幸ほか
顔面外傷の縫合法	宮脇　剛司
眼瞼手術における縫合法	村上　正洋
頭頸部再建における縫合法	吉澤　直樹
瘢痕・ケロイドの手術における切開・縫合法の工夫	小川　令ほか
乳房再建における縫合法	堂後　京子ほか
唇裂口蓋裂手術における縫合法	佐藤　顕光ほか
四肢外傷における縫合の要点	島田　賢一
虚血肢救済手術における縫合法	安田　聖人ほか
美容外科における縫合法	鈴木　芳郎
植皮・皮弁術における縫合法	副島　一孝ほか
血管の縫合法	若槻　華子ほか
神経縫合の基礎とその実践法	林　礼人
腱の縫合法	松浦愼太郎
リンパ管の縫合法	矢吹雄一郎ほか
リンパ管静脈吻合とリンパ節移植における縫合術	成島　三長ほか
"抜糸のいらない"縫合材料	福田　智ほか

㈱全日本病院出版会

〒113-0033　東京都文京区本郷 3-16-4
TEL：03-5689-5989　FAX：03-5689-8030

◆特集/感染症をもっと知ろう!―外科系医師のために―
院内感染の概念と対策

阪野 一世*

Key Words: 医療関連感染(healthcare-associated infection), 標準予防策(standard precautions), 手指衛生(hand hygiene), アウトブレイク(outbreak), 感染経路別予防策(transmission-based precautions)

Abstract 近年院内感染はより広義の医療関連感染と呼ばれるようになり,エビデンスに基づく予防策が推奨されている.それらの中で形成外科医に深くかかわる予防策としては,標準予防策,接触感染予防策,抗菌薬の適正使用などが挙げられる.多病棟に亘り処置を行う形成外科医はこれら予防策を順守し,徹底して病原体を伝播させないようにしなければならない.アウトブレイク発生時には,患者の健康被害に加え,医療従事者の肉体的負担,医療施設の経済的負担など多大な影響が広範囲に及ぶ.院内感染予防は一部でも疎かにすると全体の効果が無駄になってしまうため,医療従事者1人1人が常日頃より各予防策を順守して業務にあたることが重要である.

はじめに

院内感染とは医療機関において患者が原疾患とは別に新規に罹患した感染症,および医療従事者が医療機関内において感染した感染症のことであるとされてきたが,近年は医療関連感染(HAI;healthcare-associated infection)という表現も使用されている[1].HAIはより広義のものとして,①医療施設内に病原体に感染したことによる感染症,②在宅医療の現場での発生も含む,③医療従事者の感染も含む,④医療施設内で発症しても,病院外で感染した病原体による感染症は除外,⑤退院後に発症しても,医療施設内で感染した病原体による感染症は含む,とされている[2].アメリカ疾病管理予防センター(CDC)ではHAIを,①膀胱留置カテーテル感染(CAUTI),②人工呼吸器関連肺炎(VAP),③手術部位感染(SSI),④中心静脈カテーテル関連感染(CLABSI)の4つに分類している[3].

入院患者の5～10%が何かしらの感染症に新規に罹患すると言われており,新生児や免疫力の低下した症例では時に命に関わることがある.形成外科医は,褥瘡回診や他科から紹介された創感染症例などの診療のため,複数の病棟をまわって創処置をする機会が多く,いわゆる「運び屋」として感染拡大の一端を担ってしまうリスクが非常に高い.多忙な日常診療の中で感染対策を順守するのは負担の大きいところであるが,このことは常に留意しておかなければならない.

HAIの近年の動向

1. 本邦における状況[4]

本邦でのHAIについては2000年より厚生労働省院内感染対策サーベイランス事業(JANIS)によって調査が行われており,参加医療機関から提出される院内感染の発生状況や,薬剤耐性菌の分離状況および薬剤耐性菌による感染症の発生状況などのデータを収集,解析,還元している.

最新の2015年度年報の概要は以下の通りである.

---

* Issei SAKANO, 〒963-8585 郡山市駅前1丁目1番17号 寿泉堂綜合病院形成外科

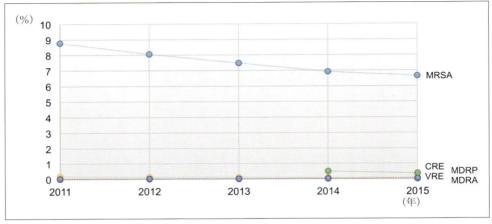

図 1. 全検体提出患者数に占める特定の薬剤耐性菌の分離患者数の割合

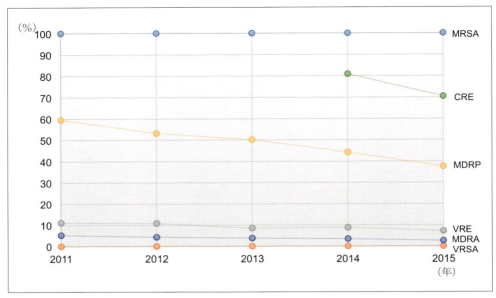

図 2. 特定の薬剤耐性菌が分離報告された医療機関の割合

A．全検体提出患者数に占める特定の薬剤耐性菌の分離患者数の割合（図 1）

1）分離患者数が最も多かったメチシリン耐性黄色ブドウ球菌（MRSA）は 6.64％であった．
2）多剤耐性緑膿菌（MDRP）は 0.07％より分離されたが，海外でその蔓延が問題となっているバンコマイシン耐性腸球菌（VRE）は 0.02％，多剤耐性アシネトバクター（MDRA）は 0.01％と，MDRP に比較して少数であった．
3）MDRA の分離率は，2011 年は 0.009％，2012 年は 0.011％と増加傾向であったが，2013 年は 0.006％，2014 年は 0.007％，2015 年は 0.006％と横ばいであった．
4）バンコマイシン耐性黄色ブドウ球菌（VRSA）の分離報告はなかった．
5）カルバペネム耐性腸内細菌科細菌（CRE）は 2015 年から集計対象となり，分離率は 0.36％であった．

B．特定の薬剤耐性菌が分離報告された医療機関の割合（図 2）

1）MRSA は集計対象となった 1,435 医療機関すべてから報告された．
2）MDRP は 37.7％であった．

表 1. 特定の薬剤耐性菌による新規感染症発症患者数の内訳および総入院患者数に対する割合

病原体	新規患者数内訳(%) (N = 806)	罹患率(‰)
MRSA	93.57	3.27
CRE	1.75	0.06
MDRP	0.99	0.03
MDRA	0.01	0.00
VRE	0.05	0.00

表 2. 米国における 2014 年の HAI 状況

HAI の種類	報告のあった病院数 (全 5,601 のうち)	症例数の増減率
中心静脈カテーテル関連感染	3,655	50%減(2008 年比)
膀胱留置カテーテル感染	3,791	不変(2009 年比)
手術部位感染(開腹子宮摘出術)	3,225	17%減(2008 年比)
手術部位感染(大腸手術)	3,377	2%減(2008 年比)
MRSA 菌血症	3,949	13%(2011 年比)
クロストリジウム・ディフィシル感染症	3,994	8%減(2011 年比)

3）VRE は 7.2%，MDRA は 2.6% のみで MRSA や MDRP に比べ少数であった.

4）CRE は 70.5% であった.

C．特定の薬剤耐性菌による新規感染症発症患者数の内訳

特定の薬剤耐性菌による新規感染症発症患者数の内訳では，MRSA が 93.57% を占め，CRE は 1.75%，MDRP は 0.99%，MDRA は 0.01%，VRE は 0.05% であった. また総入院患者数に占める各薬剤耐性菌の患者数の割合では，MRSA は 3.27‰，CRE は 0.06‰，MDRP は 0.03‰であった(表 1).

2．米国における状況[3] (表 2)

CDC の報告では，全米の急性期病院において 2014 年は以下の傾向がみられたとしている.

1）2008～14 年の間に CLABSI が 50% 減少した.

2）2009～14 年の間に CAUTI 全体の大きな変化はないが，ICU 部門以外では改善がみられた. また 2013～14 年の間では全体の改善がみられた.

3）SSI については,

• 特定の 10 種の手術(股関節形成術，膝関節形成術，大腸手術，直腸手術，開腹子宮摘出術，膣式子宮摘出術，冠動脈バイパス術，その他の心臓外科手術，末梢血管バイパス術，腹部大動脈瘤手術)において 17% の減少がみられた.

• 2008～14 年の間に開腹子宮摘出術において 17% の減少がみられた.

• 2008～14 年の間に大腸手術において 2% の減少がみられた.

4）2011～14 年の間にクロストリジウム・ディフィシル感染症が 8% 減少した.

5）2011～14 年の間に MRSA 菌血症が 13% 減少した.

HAI 対策

日本では 2007 年に全ての医療機関において院内感染対策の体制確保が義務化された. 現在では CDC のガイドラインを基準にして厚生労働省から感染対策の指針が発行されており，それを基に各医療施設が各々の状況に合わせて院内感染対策マニュアルを作成している. エビデンスのないと

された旧来の方法は削除されつつあるが，いまだ合理的ではあるがエビデンスレベルの低い方法も多い．今後もガイドラインの改訂は適宜行われていくと考えられるため，その都度マニュアルの再作成などで対応していく必要がある．

　院内感染対策の要点としては，① 院内感染対策委員や感染制御チームなどによる感染制御の組織化，② 標準予防策，③ 感染経路別予防策，④ 抗生剤の適正使用，⑤ 職業感染防止，⑥ 環境整備，⑦ 医療機器の洗浄・消毒・滅菌，⑧ 感染性廃棄物処理，⑨ 医療機関間の連携，などが挙げられる[5]．この中で我々形成外科医にとって日常最も意識しておかなければならない標準予防策，感染経路別予防策について詳細を述べていく．諸先生方にとっては既知のことも多いと思われるが今一度確認していただきたい．また抗生剤の適正使用については主に予防的投与に関して概要を述べる．

1．標準予防策[6]

　全ての患者の血液，体液，分泌物，排泄物，創傷のある皮膚，粘膜は感染性があるものとして対応するという概念のもと，手指衛生，個人防護具(PPE)の使用，咳エチケット，注射器具の反復使用の禁止，などの対策を行う．

A．手指衛生

　手指衛生についての原則は以下の通りである．
1) 手袋使用の有無にかかわらず，患者に直接接触する前後には手指衛生を行う．
2) 目に見える汚れがない場合は擦式消毒薬を用いて手指消毒をする．
3) 手が目に見えて汚染している時は，石けんあるいは手指洗浄消毒薬と流水で手洗いを行う．
4) 血液や創傷被覆材などに接触した後は，たとえ目に見えて汚染がなくとも手洗いを行う．
5) 同じ患者であっても異なる局所部位を触れる場合には手指衛生を行う．
6) アルコールが無効なノロウイルスやクロストリジウム・ディフィシルなどを含む排泄物に接触した疑いがある場合は，手洗いにて病原

微生物を物理的に洗い落とす．
7) 手洗いは 30～60 秒間をかけて行う．
8) 擦式消毒用薬は 15 秒以内に乾燥しない程度の十分な量を使用し，アルコールが完全に揮発するまで両手を擦り合わせる．

B．個人防護具(PPE)の使用

　PPE には手袋，マスク・ゴーグル・フェイスシールド，エプロン・ガウンなどが含まれる．

1) 手　袋

• 血液や創傷のある皮膚などに接触する可能性がある時，あるいは血液などで汚染された物品に接触する時は手袋を着用する．
• 手袋を外す動作で手指が汚染される可能があるため，手袋を外した後は手指衛生を行う．
• ガーゼ交換時には清潔な未滅菌手袋を着用する．
• 患者の健全な皮膚に接触する場合であっても，医療従事者の手に切り傷や皮膚炎がある時には清潔な未滅菌手袋を使用する．
• 単回使用の手袋の再処理使用はしない．
• 同じ患者であっても処置ごとに手袋を交換する．
• 汚染した手袋でベッド，ドアノブ，その他の環境面に触れないよう注意する．

2) マスク・ゴーグル，フェイスシールド

• 目・鼻・口の粘膜に血液などによる汚染が予測される場合はマスク，ゴーグル，フェイスシールドを使用する．
• 使用後は直ちに外す．その際に汚染した表面に触れないようにし，その後手指衛生を行う．

3) ガウン・エプロン

• 皮膚や着衣の汚染が予測される場合は撥水性のガウン・エプロンを着用する．
• 使用後は直ちに外し廃棄する．その後，手指衛生を行う．

2．感染経路別予防策[6]

　標準予防策を実施するとともに，病原性の高い微生物あるいは疫学的に重要な微生物の感染・保菌，またはそれらが疑われる患者に対しては，病

原微生物の特性に対応した感染経路別予防策を行う．また感染患者の隔離や易感染患者の防御といった環境整備を行うことも考慮する．

感染経路に応じて空気予防策，飛沫予防策，接触予防策の3種類があるが，この中で院内感染において最も頻度が高く，創処置の際に最も重要となる接触予防策について述べる．

接触感染には感染者から直接伝播する直接接触感染と，汚染された手や手袋，医療器具などを介して伝播する間接接触感染の2種類がある．

接触感染する病原体で重要なものとしては，MRSA や MDRP などの薬剤耐性菌，クロストリジウム・ディフィシル，ノロウイルス，ロタウイルス，アデノウイルスなどが挙げられる[7]．主な細菌，ウイルスの乾燥無生物環境下での生存期間[8]（表3）を見ると，ばらつきは大きいものの多くのものが概ね数週間～数か月程度は生存可能であることがわかる．このことより，これらの保菌者あるいは保菌が疑われる患者に対しては以下の予防策を徹底してかつ継続的に行わなければ，感染拡大を引き起こしてしまう危険性がある．

1）病室入室時には手指衛生後に手袋を着用し，退室時には手袋を外して再び手指衛生を行う．

2）着衣が患者と直接接触するか，環境表面に触れることにより着衣の汚染が予測される場合にはガウンを着用する．退室時にはガウンを脱いで手指衛生を行う．

3）手指衛生は手洗いと擦式消毒を併用することが望ましい．ただしアルコール消毒薬に抵抗性がある微生物（ノロウイルス，ロタウイルス，セレウス菌，クロストリジウム・ディフィシルなど）は流水による手洗いを行う．

4）感染性の高い伝染性疾患患者は個室収容，集団隔離（コホート）収容する．個室管理，集団隔離が困難な場合，ベッド間距離を1m以上に保ちカーテンなどで遮蔽する．またそこで用いる体温計や血圧測定装置などは他患者との共用は避け，専用のものを配備する．

表 3．各病原体の乾燥無生物環境下での生存可能期間

病原体	生存期間
アシネトバクター属	3日～5か月
黄色ブドウ球菌（MRSA 含む）	7日～7か月
緑膿菌	6時間～16か月
腸球菌（VRE 含む）	5日～4か月
セラチア属	3日～2か月
大腸菌	1.5時間～16か月
クロストリジウム・ディフィシル（胞子）	5か月
アデノウイルス	7日～3か月
ノロウイルス	8時間～7日
ロタウイルス	6日～60日

5）手洗い設備の整備や擦式消毒薬を病室ごとに配置し，処置ごとに頻回の手指衛生を確実に実施できる環境をつくる．

抗菌薬の適正使用

1．適正使用の原則[6]

抗菌薬を使用するにあたっての基本原則とは，最小限の副作用と最大限の治療効果を考慮して細菌感染症の予後を改善させるのと同時に，薬剤耐性菌を発生させないよう細心の注意を払うことである．

具体的には以下のことが挙げられる．

1）初期治療（empiric therapy）として感染フォーカスと推定起因菌に有効な抗菌薬を投与する．

2）初期治療ののち起因菌および感受性検査を確認し，最適な抗菌薬に変更する．

3）可能な限り抗菌スペクトラムの狭い抗菌薬を使用する．

4）治療終了あるいは細菌感染症が否定された場合には速やかに抗菌薬を中止する．

2．周術期抗菌薬の予防投与[9]

周術期の予防的抗菌薬使用の方針は以下の通りである．

A．予防抗菌薬選択の基準

手術部位の常在細菌叢に抗菌活性を有する薬剤選択を行い，術後感染の原因細菌をターゲットにしない．形成外科で主に扱う領域である清潔な皮膚，軟部組織においては黄色ブドウ球菌をター

ゲットとし，第一世代セファロスポリン系薬の CEZ やペニシリン系薬の SBT/ABPC などを使用する．β-ラクタム薬アレルギーがある場合には CLDM や VCM を使用する．

B．術前投与のタイミング

1）手術が始まる時点で十分な殺菌作用を示す血中濃度になるよう，手術開始 1 時間前以内に投与を開始する．VCM とフルオロキノロン系薬は 2 時間前以内に投与を開始する．

2）駆血のためにターニケットを使用する場合は，少なくとも加圧する 5～10 分前に抗菌薬の投与を終了する．

C．再投与のタイミング

1）長時間手術における再投与については，一般に半減期の 2 倍の間隔にて行う．

2）腎機能低下症例では，腎機能に応じて再投与の間隔を延長する．

3）短時間に 1,500 ml 以上の大量出血が認められた場合，決められた再投与間隔を待たずに追加投与を考慮する．

4）術後における投与間隔は，セフトリアキソンを除くセファロスポリン系薬では 8 時間（1 日 3 回）を基本とする．

D．投与期間

術前 1 回投与のみでは長期投与と比較し SSI 発症率が有意に高いとされ，また 48 時間を超える予防抗菌薬使用は耐性菌による術後感染のリスクになると言われている．以上より基本的に投与期間は 48 時間以内とする．また経口抗菌薬の追加投与は不要である．

アウトブレイク発生時の対応[1]

アウトブレイクと判断する基準は，①1 例目の発見から 4 週間以内に，同一病棟において新規に同一菌種による感染症の発病症例が計 3 例以上特定された場合，②同一医療機関内で同一菌株と思われる感染症の発病症例（抗菌薬感受性パターンが類似した症例など）が計 3 例以上特定された場合，を基本とする．ただし，CRE，VRSA，MDRP，VRE，MDRA の 5 種類の多剤耐性菌については，保菌も含めて 1 例目の発見をもってアウトブレイクに準じて厳重な感染対策を実施する．CRE，VRSA，VRE，MDRA については，感染症法の定めるところにより届出を行わなければならない．

アウトブレイクは早期発見，早期対応が重要であり，日常的にサーベイランスを行い院内の微生物発生状況を適宜把握する必要がある．

アウトブレイクと判断あるいは疑われた時は，院内感染対策委員会や感染制御チームが主体となって施設全体で組織的に対応する．

まずアウトブレイクの症例・範囲を確認し，感染源，感染経路を明らかにするが，これら調査結果が出るまでの間，医療従事者は標準予防策の実施を徹底する．

そしてサーベイランスの情報に基づき対応策を提案，実施する．具体的にはアウトブレイク症例の隔離，感染経路別予防策，環境衛生管理の強化，患者の受入制限などが挙げられる．対策の効果は適宜サーベイランスを行い評価する．感染対策を実施したにも関わらず，同一菌種の細菌または共通する薬剤耐性遺伝子を含有するプラスミドを有すると考えられる細菌による感染症の発病症例（上記の 5 種類の多剤耐性菌は保菌者を含む）が多数に上る場合（目安として 1 事例につき 10 名以上となった場合），または院内感染事案との因果関係が否定できない死亡者が確認された場合には，管轄する保健所に速やかに報告する．また，このような場合に至らない時点においても必要に応じて保健所に報告または相談することが望ましいとされる．

個々の医療従事者としてすべき対応については，標準予防策および感染経路別予防策を基本として，手指衛生やガウンテクニックなどをもう一度見直し，徹底して順守することが最も重要である．また各施設の環境に応じて，医療従事者や物品の動線を考慮した機器や資材の配置の見直しや，汚染されやすいエリアの注意喚起など，改善できるところを探していく．回診車の是非につい

てははっきりしたエビデンスに乏しいが，昨今は廃止の趨勢と見られる．しかし施設の状況によっては，回診車を廃止にすることでかなりの負担増になることも少なくない．回診車による感染拡大の原因は，不十分な衛生管理により汚染された回診車による間接接触感染である．そのことより，回診車上の物品を必要最小限にする，回診車を常に清潔に保つ，回診車の物品を扱うのは1人の人間だけとし患者とは接触しない，などを徹底すれば，かなりの割合で感染拡大を防止できるのではないかと思われる．

これらの努力によりアウトブレイクが終息となった後は，各施設の状況に合わせて継続可能な感染予防策に適宜切り替えていくが，時が過ぎるにつれどうしても手指衛生などの感染予防が疎かになっていってしまう傾向がある．そのため定期的な注意喚起，医療従事者への教育などを行い，風化させないようにすることが重要である．

おわりに

HAI対策においては，どこか一部でも不十分なところがあると全体の努力が無に帰してしまう．そしてアウトブレイクが起こると，その不十分だったところを突き止めるいわゆる犯人捜しが行われてしまうことがあり，形成外科医は業務の性質上その候補として挙げられる危険性が高い．多数の処置をする中で，手指衛生の手順などをもらさず実行していくのは実際かなりの負担となるが，一度アウトブレイクが起きてしまうとその何倍もの労力を要することとなる．HAIは患者の健康に重大な不利益になることが最も深刻であることは言うまでもないが，他にも医療従事者の肉体的負担，医療施設の経済的負担，社会的信用の喪失など影響は広範囲に及ぶ．そのことを常に念頭に置き日頃の業務にあたっていただきたい．

参考文献

1) 厚生労働省医政局指導課長通知：医療機関における院内感染対策について．
2) 厚生労働省院内感染対策サーベイランス事業．https://janis.mhlw.go.jp/index.asp
ウェブサイト内資料，2) 医療関連感染制御とその歴史．
3) Centers for Disease Control and Prevention. https://www.cdc.gov/
4) 厚生労働省院内感染対策サーベイランス事業．https://janis.mhlw.go.jp/index.asp
ウェブサイト内資料，4) 公開情報．
5) 厚生労働科学研究：中小病院／診療所を対象にした医療関連感染制御策指針（ガイドライン）2013年度案
6) 厚生労働省院内感染対策サーベイランス事業．https://janis.mhlw.go.jp/index.asp
ウェブサイト内資料，医療機関における院内感染対策マニュアル作成のための手引き ver. 6.02.
7) 日本環境感染学会 http://www.kankyokansen.org/
ウェブサイト内資料，日本環境感染学会教育ツール Ver. 3.
8) Kramer, A., et al.：How long do nosocomial pathogens persist on inanimate surfaces? A systematic review. BMC Infect Dis. **6**：130, 2006.
9) 公益社団法人日本化学療法学会／一般社団法人日本外科感染症学会：術後感染予防抗菌薬適正使用のための実践ガイドライン

◆特集/感染症をもっと知ろう！―外科系医師のために―
慢性感染症の概念と対策
（バイオフィルムなど）

山口賢次[*1]　館　正弘[*2]

Key Words：慢性感染症(chronic infection)，慢性創傷(chronic wounds)，バイオフィルム(biofilm)，限界的保菌状態(critical colonization)，創傷治癒(wound healing)

Abstract　慢性創傷患者の増加，医療費の拡大が問題視されているが，慢性創傷における感染は創の治癒を阻害するだけでなく，全身に影響を与え，院内感染という点でも問題となる．慢性創傷，感染症の難治化にはバイオフィルムとの関連が指摘されている．厳密には細菌の塊と細菌の産生する extracellular polymetric substance(EPS)を同時に証明することが必要ではあるが，臨床的にバイオフィルムの存在を疑う所見として ① 抗生物質の不効果，② 30 日以上にわたる治癒遅延状態，③ 不良肉芽形成，④ 創部表面に容易に除去されるゼラチン様物質の存在などが挙げられる．バイオフィルム対策を含めた局所治療としてはデブリードマン・創洗浄→抗菌薬を含めた抗バイオフィルム薬＋メンテナンスデブリードマンがある．今後も新しいデバイスの活用や抗バイオフィルム薬の導入が期待され，個々の症例に合わせた治療法が求められる．

はじめに

創傷における感染症は急性感染であれば外傷後や手術部位感染(SSI)が多く，慢性感染であれば慢性創傷における感染が一般に挙げられる．慢性創傷の難治化の大きな原因の 1 つに感染がある．慢性創傷は患者および医療施設，公衆衛生，社会にとっても大きな負担となり，慢性創傷全体として年間 250 億ドル以上の費用がかかるとの推定がある．これは増加の一途をたどり，創傷治癒関連製品も市場規模が 150 億ドルを超える現状がある[1]．本稿では慢性創傷，感染症の概念，バイオフィルムを含めた対策について概説する．

慢性創傷

慢性創傷という用語は「治療後 4 週間，30 日を超える創傷」と一般的に定義されている．しかし，1994 年のアメリカ創傷治癒学会では，慢性創傷を解剖学的，機能的な統合性が維持されず修復過程が時間的な秩序性を保ち得なかった創傷と規定[2]している．この定義では，創傷の急性，慢性の定義は時間的な定義ではないとしている[3]．このようにその定義に関しては未だに曖昧な点も多いが，慢性創傷の根底は正常な創傷治癒が働かないことである．慢性創傷には静脈性潰瘍，糖尿病性潰瘍，褥瘡，動脈性潰瘍，骨髄炎などが挙げられる．創傷治癒が障害される原因として，局所因子と全身的因子がある(表 1)．慢性創傷は明らかな感染兆候を示さず，多くは critical colonization の状態であることが示されており，この状態にはバイオフィルム形成と関連があると考えられている．

[*1] Kenji YAMAGUCHI，〒980-8574　仙台市青葉区星陵町 1-1　東北大学形成外科
[*2] Masahiro TACHI，同，教授

表 1. 創傷の阻害因子

慢性創傷を引き起こす因子	
局所因子	感染, 異物, 圧迫, 壊死組織, 局所の血行障害, 乾燥血腫, 死腔, 放射線照射など
全身因子	低栄養(低蛋白, ビタミン欠乏, 微量元素不足)
	循環器疾患(末梢動脈疾患, 心不全, 静脈うっ滞など)
	血液疾患(貧血症, 血小板減少など)
	代謝性疾患(糖尿病, 腎不全, 肝硬変など)
	炎症性疾患(膠原病, 血管炎など)
	薬剤(ステロイド使用, 抗癌剤, 免疫抑制剤など)
	悪性腫瘍(抗癌剤の使用, 消耗性の低栄養など)
	その他(肥満, 加齢, 喫煙, ストレスなど)

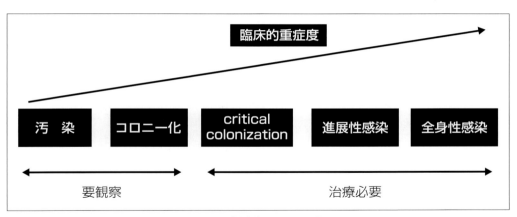

図 1. 創感染のステージ

創傷と細菌の関係

　創表面には必ず細菌が存在しており，無菌状態はあり得ず Bioburden と呼ばれる．感染にまで至るかは細菌数と毒性と宿主の抵抗力に規定され，相対的なものである．創部への細菌の負荷は汚染(contamination)，定着(colonization)，限界的保菌状態(critical colonization)，感染(infection)と分類される(図1)．Critical colonization とは，創表面の細菌が創感染にまでは至らない場合でも創傷治癒速度を低下させている病態である．つまり，細菌数をコントロールすることにより創治癒が期待できる状態とも言える．臨床的には感染兆候に乏しいため，診断が難しく，感染との明確な区別も困難である．Critical colonization は感染への移行期であると考えられる．創は閉鎖性ドレッシングでの湿潤環境による治療が一般的になっているが，critical colonization の状態では滲出液の保持により感染が急速に進むことがあり注意が必要である．

バイオフィルムの概念

　近年，慢性創傷とバイオフィルムに関しては盛

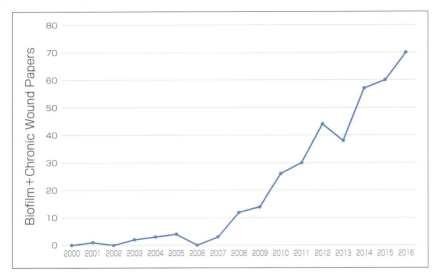

図 2.
バイオフィルムと創傷の論文数
Science Direct より key word "biofilm" と "chronic wound" とで検索

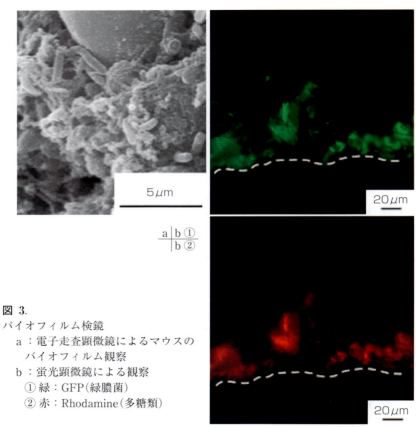

a	b ①
	b ②

図 3.
バイオフィルム検鏡
　a：電子走査顕微鏡によるマウスの
　　　バイオフィルム観察
　b：蛍光顕微鏡による観察
　　①緑：GFP（緑膿菌）
　　②赤：Rhodamine（多糖類）

んに研究されており，論文数も増加の一途をたどっている（図2）．バイオフィルムは，細菌と菌体外多糖などの生産物が集まってできた構造体である[4]．バイオフィルムは以前より歯垢や医療機器の表面上に形成されることが知られ，創傷にも存在することが疑われてきた[5]．その診断には，細菌の塊と細菌の産生する EPS を同時に証明することが必要である．主に，共焦点レーザー走査顕微鏡や電子顕微鏡，ペプチド核酸を用いる in situ hybridization などが行われている．当科でも過去に in vivo でバイオフィルム検鏡を行っており（図3）[6]，現在，ヒト検体におけるバイオフィル

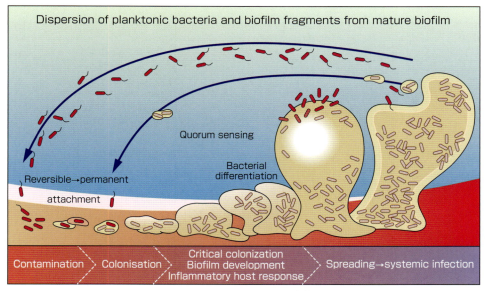

図 4. バイオフィルム形成

(参考文献 4 より改変引用)

ム検出を試みている．また，バイオフィルムは以下の 3 つのステージで発達するとされる[4]．そのステージは ① 可変的な表面への結合，② 不変的な表面への結合，③ バイオフィルムの形成である (図 4)．

バイオフィルムは難治化の原因となるが，その理由として ① 慢性炎症状態を引き起こすことで正常な創傷治癒を阻害する，② 抗菌薬への耐性を示す，③ 局所の低酸素化を引き起こす，などが知られている[4]．

創傷におけるバイオフィルムの存在を初めて研究したのは 2008 年の James GA らである．彼らは，慢性潰瘍 50 症例のうち 30 例 (60%)，急性潰瘍 16 症例のうち 1 例 (6%) でバイオフィルム形成を認めたと報告している[7]．その後，追試が行われ，慢性潰瘍にはバイオフィルムが存在することがほぼ確立されている．臨床的にバイオフィルムの存在を疑う所見はまだコンセンサスが得られてはいないが，① 抗生物質の不効果，② 30 日以上にわたる治癒遅延状態，③ 不良肉芽形成，④ 創部表面に容易に除去されるゼラチン様物質の存在などが挙げられている[8]．

Quorum sensing 機構

Quorum sensing 機構は簡潔に言えば，細菌同士のコミュニケーションシステムである．細菌は，シグナル伝達物質を菌体内で産生し，それを菌体外に放出する．菌体の増殖，集合 (細菌密度) に伴う濃度上昇により，菌体内または菌体表面に存在するレセプターに認識され，その結果バイオフィルム生成を含む特定の遺伝子群が読まれるというものである．つまり，バイオフィルム生成は単細胞微生物が集団行動によって行う生存や抵抗化のための合目的な戦略の 1 つと言える．病原性細菌に関して，現在，大きな問題となっているのは多剤耐性菌の増加である．Quorum sensing 制御薬剤では耐性化が起こることは少ないと考えられ，この点においては quorum sensing 制御の有効性が期待される[9]．

急性感染症との違い

急性感染症の代表は SSI であるが，比較的少数の細菌が増殖する．一方で，慢性感染症は多数の細菌が存在し，慢性的に炎症状態が遷延していると結論づけられている．加えて，多くが糖尿病や免疫能が低下した患者に発生し，これは多剤耐性菌の発生にも関連する．感染症の危険因子として

表 2. バイオフィルム対策一覧

Potential anti-biofilm agents

Mode of action	Examples	Further detail
Interference with biofilm surface attachment	Lactoferrin Ethylenediaminete-tra-acetic acid(EDTA) Xylitol Honey	As part of the innate human response mechanism, lactoferrin binds to cell walls causing destabilization, leakiness and, ultimately, cell death. EDTA has been used as a permeating and sensitizing. Agent for biofilm conditions in dentistry and other fields. Xylitol and honey have also been shown to block attachment.
Interference with quorum sensing, a mechanism of chemical signaling or communication between the cells within the biofilm	Farnesol Iberin Ajoene Manuka honey	Several agents block or interfere with quorum sensing, including : ・Farnesol ・Iberin(from horseradish) ・Ajoene(from garlic) Manuka honey has also been shown to down-regulate 3 of 4 genes responsible for the quorum sensing process.
Disruption of the extracellular polymeric substance (EPS), a protective matrix secreted by and surrounding the biofilm	EDTA	EDTA supports and enhances topical antimicrobials by disrupting the EPS in which microorganisms are encased. Proprietary products also exist that claim, among their actions, to disrupt the EPS.
False metabolites	Gallium, Xylitol	Low doses of Gallium and Xylitol have been shown to interfere with biofilm formation.
Disruption of existing biofilm	Betaine (Combination of PHMB and betaine)	Current solutions favoured in the disruption of biofilm contain surfactants, such as betaine, which lower the surface tension of the medium in which they are dissolved, allowing dirt and debris to be lifted and suspended in the solution.

(参考文献 12 より引用)

は 1)骨まで及ぶ潰瘍, 2)30 日以上の難治性である, 3)再発する潰瘍, 4)外傷の既往がある, 5)末梢血行障害がある[10], が挙げられる.

慢性創傷の治療
―バイオフィルム対策を含めて―

バイオフィルム対策を含めた慢性感染症の局所治療としてはデブリードマン・創洗浄→抗菌薬を含めた抗バイオフィルム薬＋メンテナンスデブリードマンがある. TIME concept でも示されている実施後のモニタリングと評価は忘れずに行う[11].

1. デブリードマン

創傷治癒を阻害している壊死組織を取り除く以外に, 創傷の細菌量を減らす効果がある. 当科の研究によると細菌接種後 8 時間後よりバイオフィルムが形成され, 1 日目, 3 日目と増大する傾向を認めた[6]. ここからもバイオフィルムのない正常な環境を維持するためにメンテナンスデブリードマンが必要である.

2. 創洗浄

洗い流すという物理的作用と使用する溶液に抗菌作用を期待する 2 つの側面がある. これまでの報告から使用する溶液は生理食塩水もしくは水道水が推奨されている. バイオフィルムは手では落ちず, 根本的には鋭匙などのメカニカルなデブリードマンが必要とされる.

3. 抗菌性, 抗バイオフィルム治療

バイオフィルムを含めた慢性創傷への局所治療薬には銀含有被覆材もしくは抗菌薬入り軟膏が使用される. 被覆材として, 現在アクアセル® Ag, アルジサイト®銀, バイオヘッシブ®の 3 種類がある. また, 軟膏には銀とヨードを含む各種が候補である. 抗バイオフィルム薬としてキシリトール, EDTA(Ethylenediaminete-traacetic acid), 蜂蜜, ガリウムなどが海外では trial されている(表 2)[12]. キシリトール, EDTA などは歯科領域で特に表面へのバイオフィルム付着予防に使用されている. 蜂蜜も同様の効果が報告されている. マヌカハニーには quorum sensing 遺伝子の抑制効果, 少量キシリトール, ガリウムにはバイオフィ

ルム形成を阻害する働きが報告されている．抗菌効果を確実にするために，洗浄，デブリードマン後に使用することが原則である．加えて，海外では分子病原体診断法に基づく個々の症例に合わせた調合による抗バイオフィルム薬の使用により，よりよい治療成績を上げたとの報告もある[13]．

4．その他

近年注目されているものに NPWTi（洗浄併用 NPWT）とマゴット療法がある．NPWT 単独使用のバイオフィルム抑制効果に関しては意見が分かれている．単独でも陰圧をかけることでバイオフィルム付着を抑制するとの報告がある[14]．一方で，下腿の慢性潰瘍のデブリードマン後に NPWT 単独と NPWTi を使用した比較では，1週間で NPWT 単独では菌数が増加する傾向にあったのに対して，NPWTi では有意に低下傾向を示したという報告もある[15]．NPWTi に関しては，細菌数をコントロールでき，洗浄も兼ねておりバイオフィルムへの効果が期待できるという報告が出てきている[15)16]．

また，マゴットは局所のデブリードマン目的に使用されていたが，マゴットからの排泄，分泌物（excretions and secretions；ES）が黄色ブドウ球菌，緑膿菌のバイオフィルム形成を阻害，既存のバイオフィルムの分解，この ES は室温で1か月保管してもその効果を有するということが報告されており[17]，今後期待される．

最後に，慢性創傷患者は多剤耐性菌が検出される割合が高いという特徴がある．多剤耐性菌の創感染は治療を困難にし，院内感染という点においても問題となる．そのため，普段から慢性創傷を扱う形成外科医は日々の標準予防策を徹底し，院内感染を予防する必要がある．創傷だけでなく，感染の予防も担う必要があることを忘れてはならない．

まとめ

慢性創傷，感染症，バイオフィルムに関して概

説したが，まだまだ解明されていない部分も多い．新しいデバイスの活用や抗バイオフィルム薬の導入が期待されている．治療法の選択肢も多いため，症例に合わせた治療法が求められる．

参考文献

1) Sen, C. K., et al.：Human skin wounds：a major and snowballing threat to public health and the economy. Wound Repair Regen. **17**(6)：763-771, 2009.

2) Lazarus, G. S., et al.：Definition and guideline for assessment of wounds and evaluation of healing. Arch Dermatol. **130**：489-493, 1994.
   Summary　アメリカの創傷治癒学会でのガイドライン（創傷の評価など）．

3) 秋田定伯：急性創傷，慢性創傷は時間因子のみでは規定されていない．創傷．**135**：135-139, 2013.

4) Phillips, P. L., et al.：Biofilms made easy. Wound Int. **1**(3)：2010.
   Summary　バイオフィルムについて詳しく解説．

5) Wolcott, R., et al.：The role of biofilms；are we hitting the right target?. Plast Reconstr Surg. **127**：28S-35S, 2011.
   Summary　バイオフィルム全般について詳しく解説（4と併せて読むと良い）．

6) 菅野恵美ほか：ラット皮膚潰瘍創における緑膿菌バイオフィルムの微細構造．形態・機能．**6**：111-118, 2008.

7) James, G. A., et al.：Biofilms in chronic wounds. Wound Repair Regen. **16**：37-44, 2008.
   Summary　急性創傷，慢性創傷からの多くのバイオフィルム検体を採取した論文．

8) Keast, D., et al.：Understanding and managing wound biofilm. Wound Int. **5**(20)：1-4, 2014.

9) 池田　宰：Quorum sensing と菌体増殖．生物工学．**90**：582-585, 2012.
   Summary　Quorum sensing について詳しく解説．

10) Lavery, L. A., et al.：Risk factors for foot infections in individuals with diabetes. Diabetes Care. **29**：1288-1293, 2006.
    Summary　糖尿病患者の足感染のリスクファクターを含めて解説．

11) Leaper, D. J., et al.：Extending the TIME concept：what have we learned in the past 10 years?.

Int Wound J. **9**：1-19, 2012.
Summary　TIME concept の update 版.

12) Bjarnsholt, T., et al.：Management of biofilm. Yates, R., et al. 1-26, WUWHS, 2016.
Summary　バイオフィルムの役割から管理まで詳しく解説されており必読.

13) Dowd, S. E., et al.：Molecular diagnostics and personalized medicine in wound care：assessment of outcomes. J Wound Care. **20**(5)：232-239, 2011.
Summary　慢性創傷に対して分子病原体診断に基づくカスタマイズした治療の有効性を報告.

14) Li, T., et al.：Effect of negative pressure on growth, secretion and biofilm formation of Staphylococcus aureus. Antonie Van Leeuwenhoek. **108**(4)：907-917, 2015.
Summary　NPWT 単独のバイオフィルムへの効果を報告.

15) Goss, S. G., et al.：Negative Pressure Wound Therapy With Instillation (NPWTi) Better Reduces Post-debridement Bioburden in Chronically Infected Lower Extremity Wounds Than NPWT Alone. J Am Coll Clin Wound Spec. **4**(4)：74-80, 2012.
Summary　下腿慢性創傷での NPWT と NPWTi の比較検討を行っている.

16) Phillips, P. L., et al.：The effect of negative pressure wound therapy with periodic instillation using antimicrobial solutions on Pseudomonas aeruginosa biofilm on porcine skin explants. Int Wound J. **10**：48-55, 2013.
Summary　NPWTi の緑膿菌バイオフィルムへの効果を検証.

17) Mariena, J. A. van der Plas, et al.：Maggot excretions/secretions are differentially effective against biofilms of Staphylococcus aureus and Pseudomonas aeruginosa. J Antimicrob Chemother. **61**(1)：117-122, 2008.
Summary　マゴットの ES がバイオフィルム抑制に効果があると報告した論文.

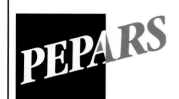

◆特集／感染症をもっと知ろう！―外科系医師のために―
創傷の洗浄・消毒・抗菌の概念とアップデート

市岡　滋*

Key Words：創洗浄（wound irrigation），消毒（disinfection），抗菌（antimicrobial），デブリードマン（debridement），洗浄機能付き局所陰圧閉鎖療法（Negative Pressure Wound Therapy with instillation），複雑性皮膚・軟部組織感染症（complicated skin soft tissue infections）

Abstract　感染の防止・コントロールのためには切開排膿ドレナージおよびデブリードマンが最優先のマネージメントである．これらに引き続いて創を洗浄し，消毒薬，抗菌性創傷被覆保護材・外用薬を適用する．急性創傷・慢性創傷・褥瘡など創の種類を問わず，比較的高いエビデンスレベルをもって洗浄は創傷治癒に有効で，洗浄液としては生理食塩水および水道水が勧められる．創の消毒は状況により有効であるが，漫然と使用し続けることには細胞毒性への配慮が必要である．抗菌性ドレッシングは銀の抗菌力を利用しており，臨界的定着（critical colonization）への対処として勧められる．抗菌性外用薬は感染を制御する目的で銀製剤およびヨード製剤が推奨される．洗浄機能付き局所陰圧閉鎖療法は既存の局所陰圧閉鎖療法で奏効しない難治性創傷が対象となる．上記の局所マネージメントを前提として感染徴候が創傷から拡大する場合に抗菌薬の全身投与を検討する．

はじめに

　創傷管理において感染の防止・コントロールが肝要であることは言うまでもない．そのためには膿が貯留している場合は切開排膿ドレナージを行う．死滅した組織，成長因子などの創傷治癒促進因子の刺激に応答しなくなった老化した細胞，異物，およびこれらにしばしば伴う細菌感染巣などが存在すれば，これらを除去して創を清浄化する．この治療行為がデブリードマンである．

　感染の防止・コントロールのために切開排膿ドレナージおよびデブリードマンが最優先のマネージメントである．これらに続き創を洗浄し，消毒薬，抗菌ドレッシング・外用薬を適用する．

創傷の洗浄

　日本皮膚科学会のガイドライン[1]において「洗浄」は「液体の水圧や溶解作用を利用して，皮膚表面や創傷表面から化学的刺激物，感染源，異物などを取り除くことを言う．洗浄液の種類によって，生理食塩水による洗浄，水道水による洗浄，これらに石鹸や洗浄剤などの界面活性剤を組み合わせて行う石鹸洗浄などと呼ばれる方法がある．また，水量による効果を期待する方法と水圧による効果を期待する方法がある．」と定義されている．

1．ガイドラインにおける創洗浄

　創洗浄に関する記載は，執筆者の個人的な考えや体験に基づくことが多く，エビデンスが無視される傾向にある．本稿ではそれを避けるため「形成外科診療ガイドライン」および「褥瘡予防・管理ガイドライン」において多くの章に分散して記されている洗浄に関する主要なCQと解説の要旨をまとめて紹介する．これらガイドラインの推奨度分類を表1, 2に示す．

---

* Shigeru ICHIOKA, 〒350-0495　埼玉県入間郡毛呂山町毛呂本郷38　埼玉医科大学病院形成外科，教授

表 1. 形成外科診療ガイドラインの推奨度

グレード	推奨度
A	強い根拠があり，行うよう強く勧められる． （少なくとも 1 つの有効性を示すレベル I もしくは良質のレベル II のエビデンスがある）
B	根拠があり，行うよう勧められる． （少なくとも 1 つ以上の有効性を示す質の劣るレベル II か良質のレベル III あるいは非常に良質のレベル IV のエビデンスがある）
C1	根拠はないが，行うよう勧められる． （質の劣るレベル III〜IV，良質な複数のレベル V の研究，あるいはレベル VI に該当するもの）
C2	根拠がないので，行わないよう勧められる． （有効なエビデンスがないか，無効または有害のエビデンスがある）
D	無効または害を示す根拠があり，行わないよう勧められる． （無効あるいは有害であることを示す良質のエビデンスがある）

（日本形成外科学会ほか：形成外科診療ガイドライン．金原出版，2015．より引用）

表 2. 褥瘡予防・管理ガイドラインの推奨度

A	十分な根拠※があり，行うよう強く勧められる
B	根拠があり，行うよう勧められる
C1	根拠は限られているが，行ってもよい
C2	根拠がないので，勧められない
D	無効ないし有害である根拠があるので，行わないよう勧められる

※根拠とは臨床試験や疫学研究による試験を指す．

（日本褥瘡学会：褥瘡予防・管理ガイドライン，2015．より引用）

A．急性創傷

1）挫滅創・汚染創について

CQ：水道水による洗浄は有効か？

推 奨：水道水による洗浄は有効である（グレード B）．

根拠・解説の要旨：挫滅創・汚染創に対する水道水洗浄の有用性に関するエキスパートオピニオンとしての報告が多数ある．創傷治癒過程における水道水，生理食塩水の違いについて記載したシステマティックレビュー[2)3)]では両者に相違なく，動物実験では水道水洗浄が蒸留水洗浄と生理食塩水洗浄よりも創閉鎖期間において優れていた[4)]．

2）切断創について

CQ：洗浄は有効か？

推 奨：洗浄は有効である（グレード B）．

根拠・解説の要旨：汚染創に対する洗浄は基本である．ほぼすべての文献で，切断創を含めた手指の外傷の初期対応では創洗浄をするとしている．すべての創洗浄を生理食塩水と水道水で比較したシステマティックレビューがある[5)]．成人の

急性創傷では水道水を使って感染率が上がるというエビデンスはなく，感染率を下げるというエビデンスも少しあるとし[6)]，水道水の方が良好な結果であったとしている．小児では有意差がなかったとしている[7)]．

（形成外科診療ガイドライン 2 急性創傷／瘢痕ケロイド．第 I 編 急性創傷診療ガイドライン．p29，2015．）

3）動物咬傷について

CQ：洗浄は有効か？

推 奨：哺乳動物の口腔内常在菌は非常に種類が多いため，汚染創を清浄化する手段として創部洗浄は有効である（グレード B）．

根拠・解説の要旨：非洗浄創の感染率（69%）と洗浄創の感染率（12%）の有意差を指摘した小規模研究[8)]や，洗浄が感染率を 6〜10 倍低下させるなどとした文献は散見されるが，現在創部洗浄が感染率を低下させるという明確なエビデンスは見られない．しかし多くの文献で創部洗浄が実施されていることから，その有効性については一定のコ

ンセンサスが得られていると考えられる.

（形成外科診療ガイドライン 2 急性創傷／瘢痕ケロイド. 第 I 編 急性創傷診療ガイドライン. p53, 2015.）

4）感染創について

CQ：開放創の創洗浄に水道水を用いてよいのか？

推　奨：水道水は無菌ではないものの，生理食塩水と比較しても創の感染率が特に上がるわけではない．少なくとも骨や胸腔・腹腔に至らないような創においては，その利便性と低コストを考慮すれば水道水による創洗浄は勧めてもよい（グレード B）．ただし，水まわりの衛生環境への配慮は必要である．

（形成外科診療ガイドライン 2 急性創傷／瘢痕ケロイド. 第 II 編 感染創診療ガイドライン. p67, 2015.）

CQ：持続洗浄は有効か？

推　奨：感染創に対する持続洗浄は，感染組織や壊死組織のデブリードマン，全身抗生剤投与，陰圧閉鎖療法等を適宜併用しながら用いてもよい（グレード C1）.

（形成外科診療ガイドライン 2 急性創傷／瘢痕ケロイド. 第 II 編 感染創診療ガイドライン. p70, 2015.）

5）骨髄炎について

CQ：四肢慢性骨髄炎に持続洗浄は有効か？

推　奨：四肢慢性骨髄炎に対して，外科的デブリードマン後に持続洗浄療法を行うことは有効である（グレード C1）.

（形成外科診療ガイドライン 2 急性創傷／瘢痕ケロイド. 第 II 編 感染創診療ガイドライン. p98, 2015.）

B．慢性創傷

1）胸骨骨髄炎・縦隔炎について

CQ：洗浄（閉鎖灌流療法，開放式洗浄法）は有効か？

推　奨：縦隔炎に対して，洗浄（閉鎖灌流療法，開放式洗浄法）は有効である（グレード C1）.

（形成外科診療ガイドライン 3 慢性創傷. 第 I 編 慢性創傷診療ガイドライン. p14, 2015.）

C．褥瘡について

CQ：褥瘡の洗浄はどのように行えばよいか.

推奨文：十分な量の生理食塩水または水道水を用いて洗浄する.

推奨度：C1

解説の要旨：褥瘡の洗浄液と洗浄方法を比較したシステマティックレビューがある[9].その論文によれば洗浄は褥瘡に有効ではあるが，特定の洗浄液や洗浄法を支持する結論は出せない．十分な量の生理食塩水または水道水を用いることにより目的は達成できると考えられる.

（褥瘡予防・管理ガイドライン（第 4 版）. p502, 2015.）

D．ガイドラインにおける創洗浄の総括

以上，創洗浄に関するガイドラインの記載をまとめると，急性創傷・慢性創傷・褥瘡など創の種類を問わず，比較的高いエビデンスレベルをもって洗浄は創傷治癒に有効で，洗浄液としては生理食塩水および水道水が勧められる.

感染対策に関する用語の整理

1．滅菌(sterilization)

有害・無害を問わず，熱や物理化学的作用により対象物に存在しているすべての微生物を死滅させるか除去すること.

2．消毒(disinfection, antiseptic)

皮膚やその他の対象物に存在する病原性微生物（細菌など）を死滅もしくは減少させ，病原性をなくさせること．それら微生物による潜在的な感染の機会を減らすことが目的であり，一般に消毒薬が使われる.

3．抗菌(antimicrobial, antibacterial)

対象物に存在する(細)菌の増殖を抑制すること.

4．抗生物質(antibiotics)と抗菌薬(antimicrobial agent)の違い

抗生物質とは，病原微生物を殺す作用をもつ薬

の中でも「微生物が作った化学物質」を指す．最初の抗生物質ペニシリンは微生物である青かびから発見された．

近年では病原微生物に対抗する化学物質を人工合成によって作ることが可能となったため，これらの物質を抗生物質の定義である「微生物によって作られた化学物質」に当てはめることができなくなった．

そこで抗菌薬という用語が登場した．現在では抗生物質や人工合成された化学物質を全て含めて，抗菌薬と表現する．抗菌薬の中に抗生物質が含まれるようになった．

創傷の消毒

1．消毒薬の作用

消毒薬は，蛋白凝固作用や酸化力により殺菌力を発揮するが，同じ作用を微生物のみならず宿主側（創面）にも与えることを認識しておかなければならない[10]~[12]．

一方で，消毒薬の組織障害性の検討は動物モデルや実験室による検討が多く，これらの結果はそのまま臨床におけるヒトの創傷にあてはまるわけではない．

一般に，浅い皮膚創傷では消毒は必要ない．

深い皮膚創傷でも，感染が成立していなければ消毒による除菌にとらわれることなく洗浄が勧められる．しかし，感染に移行しつつある状態や感染が成立した状態では，多少の組織障害が生じるとしても消毒して感染を抑えるほうが有利である．

1994 年の AHCPR ガイドラインでは「感染性褥瘡であっても消毒の必要はなく，生理食塩水による洗浄のみで十分である」としていたが，1999 年の EPUAP ガイドラインでは明らかな感染があって創部の滲出液や膿苔が異常に多い時には消毒薬の使用が容認されるようになった．

2．消毒薬の種類

皮膚創傷に用いられている代表的な消毒薬について概説する．

A．ポビドンヨード

10％の濃度のイソジン®が代表的である．殺菌作用は，ヨウ素の酸化力によるとされる．殺菌に要する時間は数分であるため，消毒後よく乾燥させることが必要である[13]との意見もある．一方で，30 秒程度でほとんどの細菌は死滅しているため，数十秒でよいとイソジン®添付文書には記載されている[14]．汗や滲出液による湿潤環境下で，しばしば接触皮膚炎[15][16]を生じることがあるので，乾燥したら組織に残留しないように十分洗い流すことが重要である．顔面や粘膜には刺激が強いため，希釈して用いる．

B．グルコン酸クロルヘキシジン

ヒビテン®やマスキン®が一般的で，無臭で透明である．製品により色をつけているものもある．ポビドンヨードに比べて刺激が少なく，顔面や外陰部などにも使用できる．殺菌能は弱く，5 分以上の接触でも殺菌されない菌株が存在する．皮膚の創傷部の消毒には 0.05％の濃度で用いる．アナフィラキシーショックの報告があるため，吸収が高い粘膜面（腟・膀胱・口腔内など）や耳への使用は禁忌とされている[17]~[19]．

C．塩化ベンザルコニウム

オスバン®の他，同系列のものに塩化ベンゼトニウム：ハイアミン®やベゼトン®液などがある．臭気・刺激がほとんどなく，皮膚・粘膜の消毒に適している．粘膜では 0.01~0.025％，皮膚の創傷部でも同様の濃度で用いる．感染皮膚面では 0.01％の濃度で消毒する[20]．

3．ガイドラインにおける創消毒

A．急性創傷

1）切創，裂創，擦過創，刺創，異物創について

CQ：切創，裂創，擦過創，刺創，異物創に消毒は必要か？

推　奨：創傷部に消毒薬の使用は必ずしも必要ない（グレード C2）．

根拠・解説の要旨：縫合前の処置として創傷周囲の健常な皮膚組織を消毒することはあるが，感

染予防を目的とした創傷内消毒は行わない．創傷周囲の健常な皮膚組織を消毒する場合も，不用意に消毒薬が創傷内に接触しないように注意する．消毒薬は組織毒性があるため，菌濃度を低下させる一方で正常組織を損傷し結果的に感染を引き起こす可能性があると考えられている．

（形成外科診療ガイドライン2 急性創傷／瘢痕ケロイド．第Ⅰ編 急性創傷診療ガイドライン．p5，2015．）

2）切断創について

CQ：ヨード製剤による消毒は有効か？

推　奨：保存的治療においてポビドンヨード製剤の使用を考慮してもよい（グレードC1）．

根拠・解説の要旨：縫合を必要とした手の単純な挫創において，縫合前のポビドンヨード製剤の使用を調べた論文があり，縫合後の感染率で比較し有効性が報告されている[21)22)]．

漫然と使用し続けることには細胞毒性への配慮が必要である．

（形成外科診療ガイドライン2 急性創傷／瘢痕ケロイド．第Ⅰ編 急性創傷診療ガイドライン．p29，2015．）

3）動物咬傷について

CQ：創部消毒は有効か？

推　奨：動物咬傷で創部消毒が細菌感染率を低下させるというエビデンスはない．また消毒薬あるいは殺菌薬による組織障害性が懸念されるため，推奨されない（グレードC2）．

ただし，狂犬病が危惧される場合は考慮する（グレードC1）．

（形成外科診療ガイドライン2 急性創傷／瘢痕ケロイド．第Ⅰ編 急性創傷診療ガイドライン．p54，2015．）

B．慢性創傷

1）胸骨骨髄炎・縦隔炎について

CQ：ヨード製剤の使用は有効か？

推　奨：縦隔炎に対してヨード製剤のみでの使用報告はないが，ヨード製剤による洗浄は有効である．しかし，ヨード製剤を使用する際，その副作用に注意する（グレードC1）．

根拠・解説の要旨：1974年にpovidone-iodineを使用した洗浄法が報告され[23)]，様々な施設で使用されている．しかしpovidone-iodine洗浄による治療のみでは不十分であり，感染の再発をきたす症例も多い．

勝間田ら[24)]はMRSA感染の縦隔炎に対して1％のpovidone-iodineを3,000〜5,000 ml洗浄することを推奨している．

（形成外科診療ガイドライン3 慢性創傷．第Ⅰ編 慢性創傷診療ガイドライン．p15，2015．）

C．褥瘡について

CQ：褥瘡部消毒はどのようにしたらよいか．

推奨文：洗浄のみで十分であり通常は必要ないが，明らかな創部の感染を認め滲出液や膿苔が多い時には洗浄前に消毒を行ってもよい．

推奨度：C1

解説の要旨：ポビドンヨードの創傷治癒阻害作用と論文の質の高さの関係を検討したシステマティックレビュー[25)]によると，ポビドンヨードの使用を勧めないとする論文はin vitro studyやanimal studyに多くみられ，質の高いhuman studyに限って評価すると，ポビドンヨードの使用を支持するものが71％であった．極めて質の高い論文では使用を支持するものが57％であった．褥瘡の感染徴候の有無と消毒による治癒遅延の関係を示すデータは乏しく，ポビドンヨードが褥瘡の治癒を阻害するという根拠は明らかでない．

（褥瘡予防・管理ガイドライン（第4版）．p502，2015．）

抗菌性創傷被覆保護材と抗菌性外用薬

2008年に公表された創感染に関するインターナショナルコンセンサス[26)]では「創感染治療において消毒薬の使用に対する関心が近年再び高まっている．（"Interest in the use of antiseptics in the management of wound infection has re-emerged in recent years."）と述べられ，消毒薬として特に銀とヨウ素（ヨード）の使用を裏付けるエビデンス

表 3. 日本で承認されている抗菌性創傷被覆保護材

製品名	材料	販売元
アクアセル® Ag	ハイドロファイバー	コンバテックジャパン(株)
アクアセル® Ag BURN		
アクアセル® Ag 強化型		
アクアセル® Ag Extra		
アクアセル® Ag フォーム	ポリウレタンフォーム/ハイドロファイバー/ソフトシリコン	
アルジサイト® 銀	アルギン酸塩	スミス・アンド・ネフュー(株)
ハイドロサイト® 銀	ポリウレタンフォーム/ソフトゲル	
ハイドロサイト® ジェントル銀		
メピレックス® Ag	ポリウレタンフォーム/ソフトシリコン	メンリッケヘルスケア(株)
メピレックス® ボーダー Ag		
バイオヘッシブ® Ag	ハイドロコロイド	アルケア(株)

(岡部圭介：【Advanced Wound Care の最前線】Modern Dressing の進化. PEPARS. 126：26, 2017. より引用)

が増加している("There is a growing body of clinical evidence supporting the use of antiseptics silver and iodine in infected wounds.")と記されている.

銀とヨードは抗菌性創傷被覆保護材と抗菌性外用薬という形で臨床現場に供されている.

1. 抗菌性創傷被覆保護材

銀を含有した抗菌性創傷被覆保護材は 2008 年銀含有ハイドロファイバー(アクアセル® Ag)が認可されたのをはじめとして, 2017 年現在日本では表 3 の製品群が承認されている.

感染徴候が明らかになる一歩手前の臨界的定着(critical colonization)により, 創傷治癒遅延が疑われた場合の使用が勧められる.

2. 抗菌性外用薬

臨界的定着を超えて感染・炎症を伴う場合は被覆材よりも感染制御作用を有する外用薬が推奨される.

銀製剤としてスルファジアジン銀クリーム(ゲーベン®クリーム)が 1982 年から本邦に普及している. クリーム基剤は組織(創)に水分を与える効果があるため, 滲出液の少ない感染創に適する. 基剤の効果を利用して硬く固着した壊死組織を浸軟させ, 除去しやすくする目的でしばしば使用される.

ヨード製剤は前述の 10%ポビドンヨード溶液と異なり, ヨードの抗菌作用が持続的に創傷に作用する外用薬を使う. 製品として白糖・ポビドンヨード(ユーパスタ®, イソジンシュガーパスタ®など), ヨウ素・カデキソマー(カデックス®), ヨウ素・水溶性高分子(ヨードコート®)がある.

これらの基剤は滲出液を吸収して創面を乾燥気味に誘導する効果があり, 感染制御に適している.

3. 抗菌薬入り軟膏

日本感染症学会(JAID)／日本化学療法学会(JSC)感染症治療ガイドライン(第 4 版 2014 年)における「潰瘍・創面などの二次感染」の項目では, 「現在汎用されている GM(ゲンタシン®)軟膏には, *S. aureus* の多くが耐性を示すので, *S. aureus* に感受性を有する FA(フシジンレオ®)軟膏や, 市中感染 MRSA にも感受性を示す NDFX(アクアチム®)軟膏を使用する」と記載されている.

洗浄機能付き局所陰圧閉鎖療法
(Negative Pressure Wound Therapy；NPWT)

2002 年米国 KCI 社により周期的自動注入機能を有した NPWT (NPWT with instillation and dwelling；NPWTi-d)が製品化された(V. A. C.® Instill Wound Therapy). さらに 2011 年には多様な創に適用できる V. A. C. ULTA® Therapy System with V. A. C. VERAFLO® Instillation Therapy が発売された.

この製品では洗浄液の灌流, 陰圧による吸引を周期的に繰り返し, 洗浄の間隔や, 洗浄液の内容

を自由に設定できる．NPWTi-d を使用した論文では，通常の NPWT と比較して治療時間や入院期間が短縮したとする報告や，洗浄液の内容の効果や洗浄時間を検討しているものが多い[27]．

A．日本における NPWTi-d

本邦においては V. A. C. ULTA®治療システムについて 2015～16 年に多施設共同の前向き治験が実施され，2017 年 6 月 27 日に周期的自動洗浄液注入機能付き治療システムとして V. A. C. ULTA®型陰圧維持管理装置が承認された．

薬事上の適応範囲は「既存 NPWT で奏効しない難治性創傷，或いは既存 NPWT で奏効しないと考えられる難治性創傷（局所感染が存在しても，その拡大がなく，沈静化すると考えられる創傷及び汚染創に限る）」となる．

保険収載について，適応症例に対して NPWTi-d 治療を行った際には，J003 局所陰圧閉鎖処置に追加し，J040 局所灌流（2．骨膜・骨髄炎に対するもの）の 1,700 点/日を加算する．

B．NPWTi-d における洗浄液

わが国の治験では洗浄液に生理食塩水を用いており，NPWTi-d の注入液として公式には生理食塩水だけが認められる．しかし海外では何らかの付加価値を持った液を使用することが多い．ほとんどは抗菌作用のある洗浄液で，その中でも PHMB（polyhexamethylene biguanide）とベタイン（betaine）を含む創傷洗浄剤であるプロントサン®（Prontosan®）が最も利用されている（図 1）．

PHMB はコンタクトレンズの洗浄剤などに用いられる安全性の高い抗菌物質で，ベタインは界面活性剤である．

最近の臨床研究[28]で生理食塩水に比して有意に優れた炎症軽減効果と創傷治癒促進効果が証明されており，わが国における承認が待たれる．

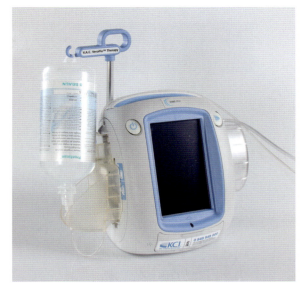

図 1．プロントサン®を装着した V. A. C. ULTA®型陰圧維持管理装置

抗菌薬の全身投与

日本化学療法学会では抗菌薬治療の対象となる皮膚疾患を抗菌薬だけで治癒させることのできる群と手術的侵襲などの抗菌薬以外の治療を加えることによって治癒させることのできる群とに大別している．

前者を単純性皮膚感染症（uncomplicated skin infections）と呼び毛包炎，水疱性膿皮症，丹毒，蜂巣炎などである．

後者は複雑性皮膚・軟部組織感染症（complicated skin soft tissue infections）で，毛巣瘻，皮膚潰瘍，褥瘡，深部術創などを含む．

本稿では複雑性皮膚・軟部組織感染症を対象とする．

1．抗菌薬全身投与が適応となる創傷

創傷における感染徴候が局所のみに留まる場合は抗菌薬全身投与の対象とはならない．膿，発赤，腫脹，疼痛，熱感など感染症状が潰瘍周囲に拡がった場合や進行する蜂窩織炎，骨髄炎，壊死性筋膜炎，菌血症，敗血症を示す理学的所見および検査データが得られた場合に抗菌薬全身投与を考慮する．

創傷感染においてはデブリードマンに次いで洗浄，抗菌性外用薬，抗菌性創傷被覆保護材といった局所のマネージメントが基本であり，これを前提に抗菌薬を全身投与する．

2．どの抗菌薬を投与するか

感受性試験の結果に基づき，適切な抗菌薬を投与するのが原則である．原因菌が決定される前に

表 4. 皮膚感染症に頻用されている注射用抗菌薬の適応菌種（MRSA を除く）

抗菌薬（製品名）	適応症※	糖尿病足感染症の主要原因菌と抗菌薬の適応菌種							
		ブドウ球菌	MRSA	レンサ球菌	腸球菌	大腸菌	腸内細菌科	緑膿菌	嫌気性菌
CEZ（セファメジン）	○	○	×	×	×	○	△	×	×
CTRX（ロセフィン）	×	△	×	×	×	○	○	×	△
SBT/ABPC（ユナシン S）	×	○	×	○	×	○	△	×	○
CTM（パンスポリン）	○	○	×	○	×	○	△	×	×
TAZ/PIPC（ゾシン）	○	○	×	○	○	○	○	○	○
MEPM（メロペン）	○	○	×	○	○	○	○	○	○

※深在性皮膚感染症適応の有無

は，empiric に抗菌薬を投与する．Empiric とは「経験に基づいた」という意味で，グラム陽性菌，陰性菌，嫌気性に対し，幅広いスペクトルを有する広域抗菌薬を選択する．表 4 に MRSA を除く皮膚感染症に頻用されている注射用抗菌薬と適応菌種を示す．TAZ/PIPC（ゾシン®）と MEPM（メロペン®）が特に広いスペクトルを有する．

複雑性皮膚・軟部組織感染症においては MRSA 感染に難渋することも多い，抗 MRSA 薬も感受性試験に基づき選択するが，2017 年 8 月時点ではダプトマイシン（DAP：キュビシン®）のみがびらん・潰瘍の二次感染の適応を有している．

参考文献

1) 井上雄二ほか：日本皮膚科学会ガイドライン　創傷・熱傷ガイドライン委員会報告―1：創傷一般．日皮会誌．**121**（8）：1539-1559, 2011.
2) Fernandez, R., Griffiths, R.：Water for wound cleansing. Cochrane Database Syst Rev. **(2)**：CD003861, 2012.
3) Whaley, S.：Tap water or normal saline for cleansing traumatic wounds?. Br J Community Nurs. **9**：471-478, 2004.
4) 大西山大：創傷治癒に対する水道水洗浄の有効性―遺伝的糖尿病マウスを用いた実験的研究．熱傷．**32**：258-266, 2006.
5) Fernandez, R., Griffiths, R.：Water for wound cleansing(review). Cochrane Library. **5**：2010.
6) Angeras, M. H., et al.：Comparison between sterile saline and tap water for the cleaning of acute traumatic soft tissue wounds. Eur J Surg. **158**：347-350, 1992.
7) Valente, J. H., et al.：Wound irrigation in children：solution or tap water?. Ann Emerg Med. **41**：609-616, 2003.
8) Callham, M. L.：Treatment of common dog bites：infection risk factors. JACEP. **7**：83-87, 1978.
9) Moore, Z., Cowman, S.：Wound cleansing for pressure ulcers. Cochrane Database Syst Rev. **(3)**：CD004983, 2013.
10) 岩沢　篤，中村良子：ポビドンヨード製剤の使用上の留意点．Infection Control. **4**：18-24, 2002.
11) Fernandez, R., et al.：Water for wound cleansing (review). The Cochrane Collaboration, The Cochrane Library. **2**：2010.
12) 大西山大ほか：創傷治癒に対するポピドンヨード消毒の有害性と水道水洗浄の有効性．熱傷．**32**：26-32, 2006.
13) 波多江新平ほか：医療を中心とした消毒と減菌ポピドンヨード製剤．臨床と微生物．**29**：367-372, 2002.
14) イソジン液® 10％添付文書，明治製菓，2008 年 7 月．
15) Iijima, S., Kuramochi, M.：Investigation of irritant skin reaction by 10% povidone-iodine solution after surgery. Dermatology. **204**（suppl 1）：103-108, 2002.
16) 飯島茂子：10％ポピドンヨード液による一次刺激性接触皮膚炎．医薬ジャーナル．**38**：5-13, 2002.
17) 今沢　隆ほか：グルコン酸クロルヘキシジン使用後にアナフィラキシーショックを起こした 1 症

例．日形会誌．**23**：582-588, 2003.
18）斎藤雄一郎，医療を中心とした消毒と滅菌グルコン酸クロルヘキシジン．臨床と微生物．**29**：377-380, 2002.
19）0.05％マスキン®水添付文書．丸石製薬株式会社, 2005 年 7 月．
20）ベゼトン®液 0.02 添付文書．健栄製薬株式会社, 2008 年 2 月．
21）Roberts, A. H., et al.：A prospective trail of prophylactic povidone iodine in lacerations of the hand. J Hand Surg. **10**(3)：370-374, 1985.
22）Bickerstaff, K. I., Renard, C.：Prophylactic povidone-iodine spray in accidental wounds. J R Coll Surg Edinb. **29**：234-236, 1984.
23）Thurer, R. J., et al.：The management of mediastinal infection following cardiac surgery. An experience utilizing continuous irrigation with povidone-iodine. J Thorac Cardiovasc Surg. **68**：

962-968, 1974.
24）勝間田敬弘ほか：MRSA による開心術後縦隔洞炎に対する持続縦隔洗浄法の細菌学的検討とその予防対策．ICU と CCU. **15**：615-622, 1991.
25）Banwell, H.：What is the evidence for tissue regeneration impairment when using a formulation of PVP-I antiseptic on open wounds?. Dermatology. **212**(Suppl 1)：66-76, 2006.
26）Wound infection in clinical practice. An international consensus. Int Wound J. **5**(3)：2008.
27）Gupta, S., et al.：Clinical recommendations and practical guide for negative pressure wound therapy with instillation. Int Wound J. **13**(2)：159-174, 2016.
28）Bellingeri, A., et al.：Effect of a wound cleansing solution on wound bed preparation and inflammation in chronic wounds：a single-blind RCT. J Wound Care. **25**(3)：160, 162-166, 168, 2016.

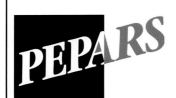

◆特集／感染症をもっと知ろう！─外科系医師のために─
頭頸部顔面領域の感染に対処する

梅澤　裕己*

Key Words：感染(infection)，耳瘻孔(aural fistula)，頸部膿瘍(cervical abscess)，皮弁壊死(flap necrosis)，頭頸部手術(Head and neck surgery)，脳外科手術(Neurosurgery)

Abstract　頭頸部顔面領域，特に顔面領域は血流が豊富な組織であり皮弁手術の際にも皮弁血流に関しては他部位よりも有利であるという認識が一般的である．しかしながら唾液や鼻汁などが存在し感染の危険は一定の確率であること，耳介や鼻部，頸部などは感染を契機としてさらなる問題を引き起こすことから早期の対処が求められる．今回は自験例および文献報告を踏まえて顔面頸部の感染についての対策を報告する．

眼科的感染症

眼科領域(眼瞼，涙器，眼窩，結膜，角膜，網膜)への感染経路は外部表面からの感染(眼瞼，結膜，角膜)，血流からの感染(網膜，ぶどう膜)，神経系からの感染(視神経，角膜など)があるが，これらを疑ったら形成外科単独では対処が難しいことが多く，速やかに眼科受診を検討する．

皮膚科的感染症

1．丹　毒

小児および高齢者に発症する顔面の紅斑で境界は明瞭である．発熱と病変部の腫脹，熱感，圧痛を伴うA群β溶血性レンサ球菌による真皮感染症である．初期治療が不十分である場合やリンパ節郭清後などリンパ流が停滞している状態では再発しやすい．

ペニシリン系の抗菌薬投与での対処が一般的である．十分な治療を行うために2～3週間程度の治療期間が必要である[1]．

2．せつ・よう・毛嚢炎

毛包漏斗部に限局する毛包炎，毛包下部にも炎症が及ぶ毛嚢炎，1つの毛包に限局する「せつ・癤」，複数に拡大した「よう・癰」がある．

患者自身が潰そうとすると，炎症が波及することがあり注意が必要である．

重症例では切開排膿を要することがある．セフェム系抗菌薬がよく使用される[1]．

3．単純ヘルペス(単純疱疹)・水痘・帯状疱疹

上記ヘルペスウイルスによる疱疹に関して形成外科を受診されることがあるが，詳細は成書に譲る．

4．耳瘻孔(耳前瘻孔，耳介瘻孔)

耳介およびその周辺に生じる瘻孔である．日本での発生頻度は2～3%と言われている[2](図1)．

耳介結節の融合不全あるいは第一鰓溝の残痕であると言われる[3]．

瘻孔の開口部が閉塞したり感染を起こしたりすることにより自覚症状を呈する．細菌感染により発赤，腫脹，疼痛，排膿がみられることもある．

---

* Hiroki UMEZAWA，〒113-8603　東京都文京区千駄木1-1-5　日本医科大学形成外科，准教授

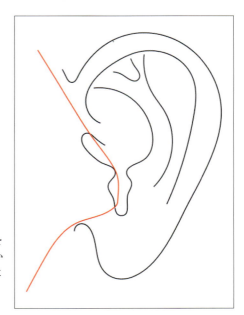

図 1.
耳瘻孔は側頭部から耳輪脚前縁を通り，外耳道，珠間，耳甲介腔から頬部に向かう線上に多発すると言われている[5]．

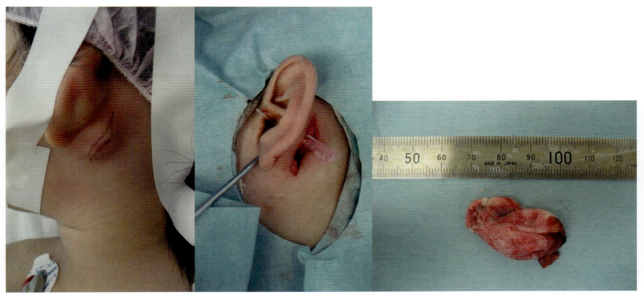

図 2．耳前瘻孔の治療例
瘻孔を確実に摘出することが肝要である．

　耳前部の瘻孔は通常下方やや後方，耳輪脚または耳甲介腔から外耳道方向に向かうが，ほとんどの症例では耳介軟骨部までで終わり，外耳道に達する症例は少ないと言われている．
　治療は瘻孔を完全に摘出することが根治につながるが，感染・炎症を繰り返した結果，周囲に瘢痕を伴っていることもある．
　治療に際しては感染対策が重要で，抗菌薬などを用いて感染をコントロールしたのちに手術することが望ましい．
　瘻孔の摘出を行う際には瘻孔への色素注入やガーゼ挿入などにより瘻孔の方向性，大きさ，範囲を確認しながら瘻孔を損傷しないように摘出する（図 2）．度重なる炎症・瘢痕化で瘻孔壁が不明瞭となっており完全摘出が難しい症例では再発の危険性がある[4]．

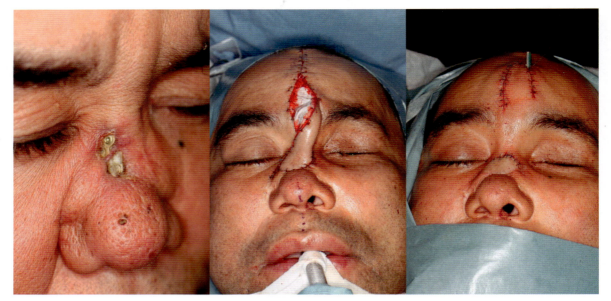

図 3. 鼻背に挿入されていたプレートを抜去し感染制御した後に前額皮弁で再建

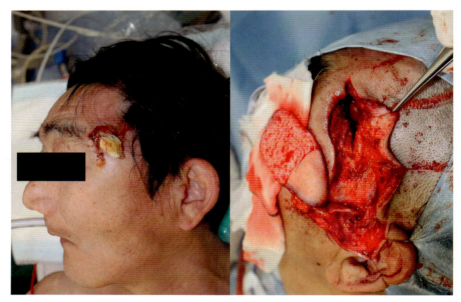

図 4. 脳外科手術後の人工骨感染
人工骨は除去し感染コントロールを行った．硬性組織に囲まれた死腔が存在し，遊離皮弁による充填を行った．

人工物の存在する感染（脳外科，頭頸部手術後）

　脳外科や頭頸部の手術に際してしばしばチタンプレートなどが用いられることがある（図3，4）．人工物周囲に一度感染が成立すると洗浄などを繰り返したとしても感染コントロールに難渋する．現在は持続洗浄陰圧閉鎖療法も試みられるようになってきているが[6]，人工物の除去と確実な再建が感染制御に有利であることは変わりない．

　人工物の除去，洗浄，デブリードマン，再建のステップで進むことになる．

　また3次元的構造，硬性組織に囲まれている死

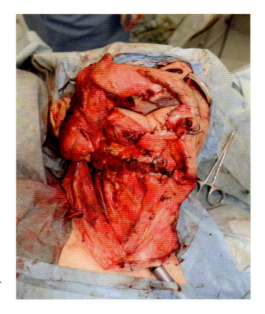

図 5.
喉頭挙上の例
死腔を充填することにも役立っている.

腔などの存在を考え,再び膿瘍ができないような再建をする必要がある.
　遊離皮弁を用いる際にはレシピエント血管に浅側頭動静脈を用いることが多いと考えられるが,以前の脳外科手術で損傷している可能性もあり注意が必要である.また,顔面動静脈にレシピエント血管を求める場合は前外側大腿皮弁などを用い遊離皮弁自体の血管長に余裕を持たせる必要がある[7].

頭頸部再建術後感染

　頭頸部,特に口腔咽頭領域の手術の際に問題となるのが,死腔,唾液,患者の栄養状態,頸部安静保持,リンパ漏,嚥下圧,周囲の大血管などの重要臓器の存在である.
　また細菌感染に関して皮弁壊死や組織血流低下はもちろん原因となるが,それ以外にも唾液,リンパ漏,死腔の存在は不利に働く.また大血管周囲の感染を放置すると致死的な合併症につながることも推測され早急な対処が求められる[8)9)].
　上顎癌手術：上顎癌の再建には硬性再建を行う場合と軟部組織再建を行う場合とがあるが,嚥下圧が直接関わる場所とも距離があるため再建手術自体が問題となることは比較的少ない.ただし,遊離皮弁手術による再建に際してはレシピエント血管として浅側頭動静脈や顔面動静脈を用いることが多いと考えられるが,血管誘導のためのトンネル作成を吻合血管に圧力がかからないように広めにする工夫や,浅側頭静脈が細い場合があり鬱血をきたす場合はレシピエント血管を変更するなどの処置が必要である.皮弁壊死から感染に至ると,全身状態には影響は少ないが患者精神状態に大きく影響すると考えられる.

　口腔癌,下顎手術：口腔癌再建手術や下顎再建手術に際しては死腔・唾液が問題となる.嚥下圧はそれほど問題とならない.再建材料である皮弁と粘膜を確実に縫合できればよいが,複雑な3次元構造,骨組織で囲まれた部位,骨断端付近の縫合の工夫などが必要となり(唾液をブロック),死腔の充填のために脂肪組織,あるいは筋組織を確実に入れ込むことが感染制御につながる.ただし筋組織は萎縮する[10)]ことが報告されており,長期的にみると脂肪成分が多い方が望ましい.また,嚥下を補助する目的で行う喉頭挙上も死腔を減じる一助になる(図5).
　感染を生じてしまった場合,死腔が大きい場合にはデブリードマン,洗浄などの感染コントロールの後,死腔の充填が必要となり,遊離皮弁や大胸筋皮弁が選択されることがある.死腔が小さい場合には洗浄,陰圧閉鎖療法や軟膏治療などを組み

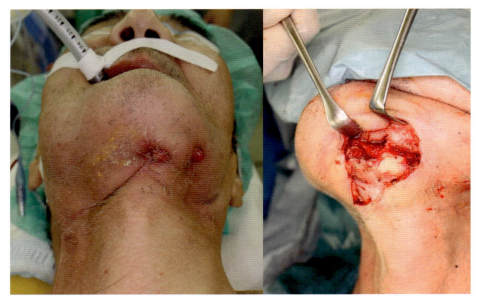

図 6. 下顎再建後プレート感染をきたした症例
プレート抜去，デブリードマンで軽快

合わせて保存的に治療を図ることができる．ただし下顎再建においてプレート感染をきたした場合にはプレート抜去が必要となることがある(図6)．

咽頭癌・喉頭癌・頸部食道癌手術：咽頭・喉頭・食道癌再建手術では遊離空腸移植あるいは遊離皮弁移植が一般的である．

遊離組織移植壊死は大血管への影響を鑑みると速やかなデブリードマン，洗浄が必要となり，再々建の検討も必要となる．

口腔癌と違い，嚥下圧の影響が強くまた唾液は1日1リットルから1.5リットル産生されるため，術直後は禁飲食としていても何らかの嚥下運動は行われてしまう．また食物の通り道である部位での癌であるため，術前から栄養状態が悪いことも多く，そもそも創傷治癒が一般的な手術より悪いことが想定される．また頸部郭清の影響としてリンパ漏への注意が必要であることや，気管血流不全から気管壊死，気管周囲感染，膿瘍，大血管への影響にも注意が必要である．

感染予防としては，遊離組織の壊死をきたさないことは最低限であるが，密な縫合をしすぎて組織の接着部分の壊死をきたさないことも肝要である．筆者は6〜10 mm の間隔で縫合するように心がけている．頸部皮膚を切除されている場合はDP皮弁などで被覆するが，大きめのデザインでDP皮弁を挙上しテントを張った状態にならないようにすることも重要である．

気管血流が悪いと壊死，感染を引き起こすが，保存的に瘢痕治癒させることができたとしても後の狭窄につながるため，初めから血流がよい状態で手術を完了させることが大事である．場合によっては積極的に胸骨鎖骨を削り，気管に緊張の掛からない，愛護的手術を心がける．

細菌感染が生じてしまった場合，速やかな感染原の除去が求められる．

CT検査を行い感染巣，膿瘍の深度を確認し，排膿が可能であれば排膿・洗浄を行う．皮弁壊死の場合は1週間程度で感染状態となり，また瘻孔であれば1〜2週間の間に兆候が現れる(図7)．

皮弁壊死の場合は速やかな再手術により感染源の壊死組織を除去しデブリードマン，洗浄ののちに再々建を検討する．

組織の部分的な壊死や創離開に伴う頸部膿瘍や唾液漏に関しては，放射線治療歴の有無で治療効果が異なる．CTなどで瘻孔部位，膿瘍部位を確

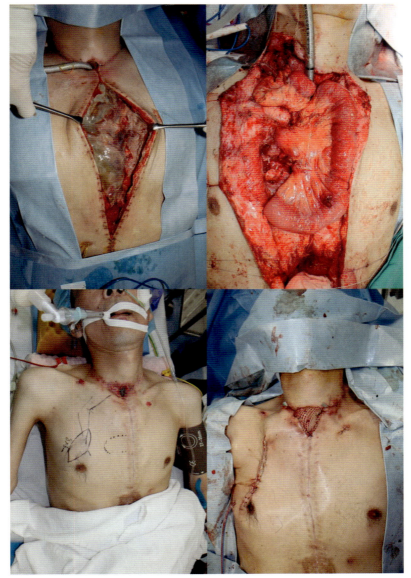

図 7. 胸骨前経路の腸管壊死
デブリードマンを行い，頸部に食道瘻孔増設．炎症を落ち着かせて遊離空腸移植．術後に気管食道瘻孔を生じ，大胸筋皮弁移植により解決

認し重要臓器に影響がなく，かつ瘻孔が小さい場合は保存的あるいは陰圧閉鎖療法（筆者はペンローズを用いた陰圧システム）で治癒せしめることが多い．

しかし放射線治療歴があり，特に頸部に多量の放射線があたっている場合には頸部皮膚が唾液によりびらん状となってしまい陰圧閉鎖療法のテープが貼付できない場合があり，保存的治療を行おうにも頸部皮膚の状態が悪いため創傷治癒に期待が持てないことがある．また，なんらかの理由で死腔が存在する，また感染が気管周囲に及び，気管膜様部も壊死が進行している場合には大胸筋皮弁などの新たな組織の追加再建が必要となることがある（図 8，9）．

参考文献

1) 清水　宏：新しい皮膚科学 第 2 版第 4 刷．490-493，中山書店，2012．

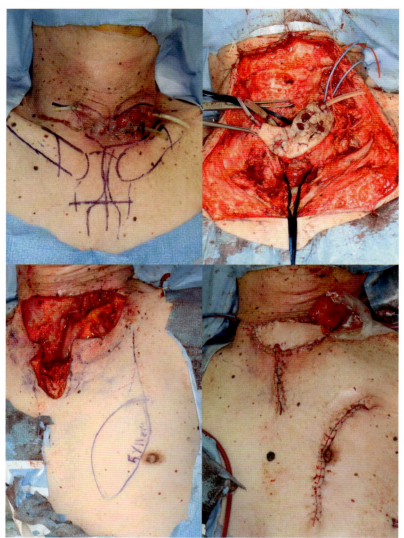

図 8.
食道胃管吻合部の巨大瘻孔
胸骨鎖骨関節まで落として遊離空腸＋大胸筋皮弁
合併症なし，術後しばらくは嚥下障害 grade 1

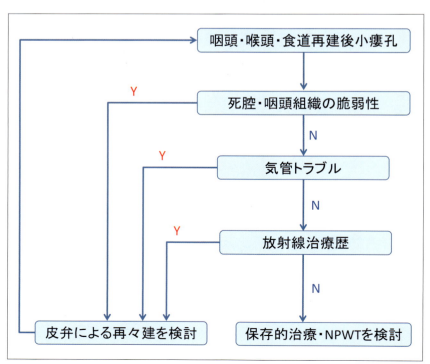

図 9.
当院での咽頭・喉頭・食道再建後瘻孔のトラブルシューティングアルゴリズム

2) 飯田政弘, 高橋正紘：先天性耳瘻孔の日帰り手術. JOHNS. 17(9)：1256-1258, 1990.

3) 中村純次ほか：耳前部の先天性瘻孔と副耳（副耳珠）. 形成外科. 36(11)：1205-1212, 1993.

4) 鬼塚卓彌：形成外科手術書　実践編　改訂第4版. 527, 南江堂, 2007.

5) Wood-Jones, F., I-Chuan, W.：The development of the external ear. J Anat. 68：525, 1934.

6) 林　京子, 梶川明義：【ティッシュ・エキスパンダー法 私の工夫】K-system による感染エキスパンダーの救済法. PEPARS. 115：64-68, 2016.

7) 櫻井　透ほか：再発頭蓋底腫瘍手術における筋体付き前外側大腿皮弁移植の経験. 日頭頸顔外会誌. 32(2)：55-60, 2016.

8) Umezawa, H., et al.：Immediate free jejunum transfer for salvage surgery of gastric tube necrosis. Case Rep Gastrointest Med. 2014：327549, 2014.

9) Oki, M., et al.：Salvage reconstruction of the oesophagus：a retrospective study of 15 cases. J Plast Reconstr Aesthetic Surg. 63(4)：589-597, 2009.

10) Yamaguchi, K., et al.：Quantitative analysis of free flap volume changes in head and neck reconstruction. Head Neck. 34(19)：1403-1407, 2012.

◆特集/感染症をもっと知ろう！―外科系医師のために―

体幹の感染症と治療

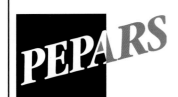

榊原俊介[*1] 木谷慶太郎[*2] 大澤沙由理[*3] 寺師浩人[*4]

Key Words：胸部術後感染症（chest postoperative infections），縦隔炎・胸骨骨髄炎（mediastinitis/sternal osteomyelitis），腹部術後感染症（abdominal postoperative infections），Negative Pressure Wound Therapy；NPWT，洗浄型 NPWT（Negative Pressure Wound Therapy with instillation）

Abstract 現在我々は，術後感染症（SSI）に対しては必要最低限のデブリードマンによる感染性組織の除去に続き，適切なタイミングでの NPWT の導入を基本としているが，体幹部に発生した SSI は，その解剖学的特徴により胸部と腹部とに大別して評価・治療方針の検討を行わなくてはならない．それぞれに心血管系や消化管などの重要臓器を含み，これらの損傷を避けながら治療を行う必要がある．また，特に胸部では人工物が使用されている場合があり，これらの扱いについても注意を要する．本稿では，胸部・腹部に項を分け，代表的な症例を提示しながら我々の治療方針の考え方について述べる．

はじめに

Surgical site infection（以下，SSI）は，患者自身による素因（喫煙，肥満など）[1)2)]に加え，環境因子などの外部要因により発症すると考えられている．創部の感染を疑った場合，速やかな創部の開放・感染組織のデブリードマン，エンピリックな抗生剤の投与（培養結果からさらに検討は必要）が創傷管理の基本となる．一方で重要臓器に対して行われた手術後の体幹部 SSI では，創部を開放することで重要臓器を露出・損傷してしまう可能性があり，時として致死的となり得る．また，重要臓器に感染が波及している場合，その組織壁が脆弱化しており，破綻しやすいことも念頭に置かなくてはならない．

SSI 治療の原則は，先述した通り，確実かつ必要最低限のデブリードマンと適切な抗生剤投与であると我々は考えている．我々の施設（神戸大学医学部附属病院）においては SSI 発症時に当科もしくは当科 SSI 外来へコンサルトが行われた場合，速やかに当該診療科＋形成外科＋感染症内科がベッドサイドに集合し，創部を観察しながらディスカッションが行われる（この時に形成された小さなチームは創部が安定するまでの間，維持される）．この際，当該診療科医師と形成外科医師と共同で創部を開放し，まずは感染組織や膿汁の採取を行う．採取された検体は感染症内科医が持ち帰り，速やかにグラム染色が行われる．多くの場合，デブリードマン終了時にはグラム染色の結果が判明しており，感染症内科医により抗生剤の選択が行われる．ここで選択された抗生剤は培養結果をみて，適宜変更がなされるが，抗生剤の選択については本稿では述べない．

初回のデブリードマンを行った時点で，およその創部の評価（感染の程度：脂肪織に留まるのか，筋膜・筋肉に波及するのか，骨や重要臓器に波及しているのか，など）がなされ，その後の治療方針

[*1] Shunsuke SAKAKIBARA，〒673-8558 明石市北王子町 13-70 兵庫県立がんセンター形成外科，医長／〒650-0017 神戸市中央区楠町 7-5-2 神戸大学大学院医学研究科形成外科学
[*2] Keitaro KITANI，神戸大学大学院医学研究科形成外科学
[*3] Sayuri OSAWA，同，特定助教
[*4] Hiroto TERASHI，同，教授

が検討される. 胸部・腹部においてはその治療ストラテジーが異なるため, それぞれに大別して述べる.

胸部 SSI の概要とその対応

胸部に発生する SSI のうち, 我々が関与するものの多くは開心術に関連したものである. 開胸術後に生じた膿胸は胸腔内に限局した感染症として扱われ, 我々が関与する症例の多くは慢性化したのちであり, 本稿の趣旨とは異なるため, 割愛する.

開心術後の感染症例では, 創部の開放時に心臓や大血管, 時として肺が露出する場合がある. また, 冠動脈バイパス術後であれば, バイパス血管を認める場合もある. 当然のことながら, これらの損傷は時として致死的となるため, 細心の注意が必要となる. 開心術後の胸部の感染経路として, 深部からの感染と表層からの感染とが挙げられる. 縦隔炎の起炎菌の多くが黄色ブドウ球菌や表皮ブドウ球菌[3]であるが, 故に表層からの感染の波及であるとするのは短絡的である. 心臓血管外科手術例ではそのほとんどにおいて中心静脈カテーテル(以下, CV カテーテル)が留置されており, CV カテーテル関連菌血症の起炎菌の多くはブドウ球菌であること, また, 血行性に細菌が縦隔に播種され縦隔炎を生じる場合があること[4]が根拠に挙げられる.

縦隔炎の診断法として, 全身状態, 局所所見, 画像所見, 血液検査所見, 血液培養などが挙げられるが, 必ずしもすべてが揃うわけではない. 局所の発赤や熱感は認められなかったが, その他の所見から縦隔炎が疑われ開創に踏み切り, 深部の重篤な感染を認めた例も決して多くはないが複数経験した.

胸部の発赤は排膿を伴う症例では, 表層に感染が留まっていても, 深部に波及していても, 少なくとも皮膚・軟部組織の開放は必要となる. 胸骨上の軟部組織は薄いため, 表層感染であってもそのほとんどにおいて創部開放時にワイヤーの露出を伴う. 一旦露出したワイヤーは異物であるため, 感染組織の取り扱いの原則に従い, 抜去する必要が生じる. 一般的に胸骨は複数本のワイヤーで固定されているが, 抜去するワイヤーは必要最低限に留める. 術後早期例や, 術後 1 か月程度経過していてもワイヤー断裂が生じている例ではワイヤー抜去時に胸骨断面の観察が可能である. この時点で胸骨断面の汚染が認められた場合は胸骨のデブリードマンに移行する. また, 左右の胸骨の間隙より膿汁が認められた場合は残りのワイヤーを抜去し, 縦隔の開放を行う. ただし, 胸骨裏面は縦隔内組織と癒着している場合があり, 縦隔の開放は極めて愛護的に, 胸部外科医と共同で行う必要がある. この際, 癒着している組織より深部に感染巣を認めることは極めて稀であると考えており, 我々がこれまでに経験した約 50 例ではそのような症例は皆無であったため, 癒着の解除は基本的に必要ではないと考えている.

皮膚・軟部組織の開放後, 感染が表層(骨上まで)に留まると考えられた場合は, 可及的なデブリードマンののち, 外用薬の使用ないしは NPWT の導入を考慮する. その後の治療は体表の SSI の治療に準じる.

胸骨断面の汚染が認められた場合は, 胸骨のデブリードマンが必要となるが, この際, 多くの胸部外科医には解剖学的に胸骨裏面の骨膜の存在が認知されていないため, 胸骨のデブリードマンと同時に裏面の骨膜が同時に除去される場合が多い. そのため, 胸骨のデブリードマンがなされた時点で縦隔が開放されてしまい, 診断上, 胸骨骨髄炎を伴った縦隔炎となる. また, このような積極的なデブリードマンでは内胸動脈や縦隔の側壁を形成する胸膜を損傷することもある. 我々は胸骨裏面に骨膜剥離子を挿入し, 胸骨のみをデブリードマンするように努めている(図 1-b〜d). この結果, 診断上, 胸骨骨髄炎単独例が増えた. また, 縦隔炎症例であってもこれらを温存することで内胸動脈を損傷することがなく, また, 開放される縦隔の間隙も比較的狭く維持できる傾向に

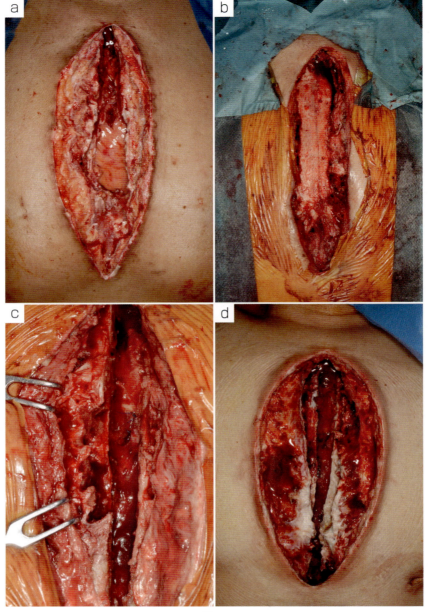

図 1.
a：胸骨裏面骨膜を含めてデブリードマンを行った．心臓の露出面が大きく形成される．
b：胸骨骨膜を温存した結果，縦隔は開放されず，胸骨骨髄炎単独との診断となった．
c，d：縦隔炎＋胸骨骨髄炎例．胸骨裏面の骨膜は温存しながら胸骨のデブリードマンを行った．縦隔は開放されているが，心臓の露出は a に比して極めて少ない．

あると考えている(図 1-c，d)．

デブリードマン後の治療は主として洗浄型 NPWT により管理している．その詳細については本誌[5]に記載した通りであるので，そちらを参照いただきたい．デブリードマン後の一期的閉鎖は治療期間の短縮や患者への侵襲の軽減につなが

ることは間違いないが，感染の再燃率は高い傾向にあり，現在では NPWT の有用性が高いエビデンスレベルで報告されている[6]．この一因として，NPWT の導入により複数回のデブリードマンが行えることが挙げられる．加えて我々は複数回のデブリードマンが行えることを担保に，デブリー

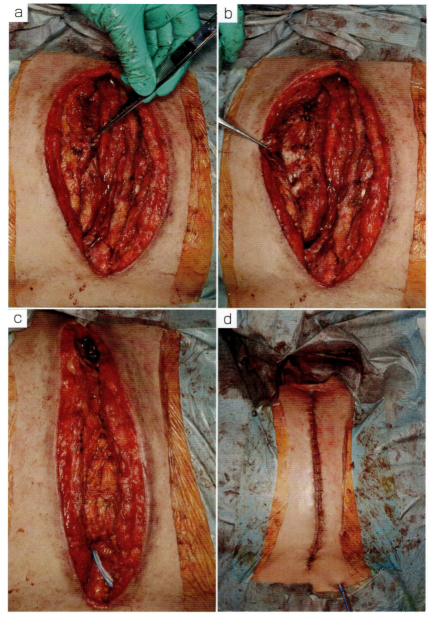

図 2.
a, b：縦隔は肉芽により充填されており，大胸筋上/下で剥離を行い，大胸筋前進弁とした．
c：大胸筋弁を内反させながら左右の大胸筋膜同士を縫合することにより，深部の空隙を充填した．
d：そのまま皮膚を縫合した．

ドマンを行う範囲を必要最低限に留めることができると考えている．

局所管理に奏効し，良好に wound bed preparation が行われたのち，軟部組織のみの感染例であれば，外用剤の使用により創閉鎖を求める．一方，胸骨骨髄炎例ないしは縦隔炎例では外科的に創閉鎖を行っている．胸骨骨髄炎単独例であれば両側の大胸筋表面および裏面を剥離し，筋体を欠損部に向かって前進・内反させる形で縫合することで多くの場合は欠損部を充填できる（図 2）．皮膚は創縁を新鮮化したのちに縫合するが，大胸筋を縫合することで皮膚に緊張がほとんどかからず

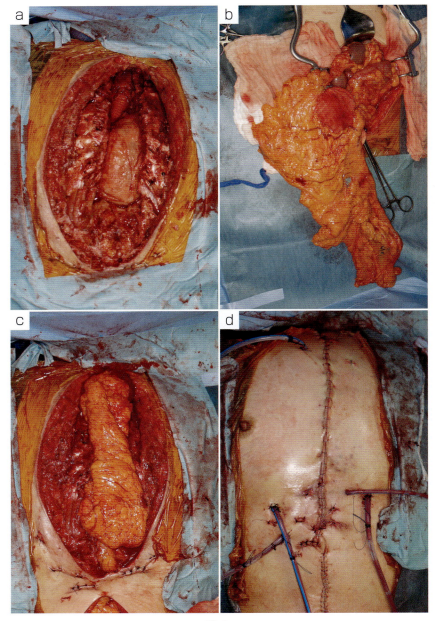

図 3.
a：縦隔は広く開放され，人工血管が露出しており，大網弁＋大胸筋前進弁による胸壁再建を行うこととした．
b：大網弁挙上時
c：胸壁に移動させた．
d：両側の大胸筋を正中に移動させたのち，皮膚を縫合した．

に縫合可能である．また，胸壁に円周性の緊張を及ぼすことができるため，胸壁の"外固定"が期待できる．ただし，るい痩患者や高齢者では呼吸筋が萎縮している場合があり，挿管時に欠損部を用手的に寄せた状態で，気道内圧について麻酔科医師に確認する必要がある．縦隔が開放されている場合は大網充填と両側大胸筋前進皮弁を第一に考慮するが（図 3），腹部の手術歴などにより大網が使用できない場合は有茎広背筋皮弁により再建を行っている（図 4）．有茎腹直筋皮弁による縦隔再

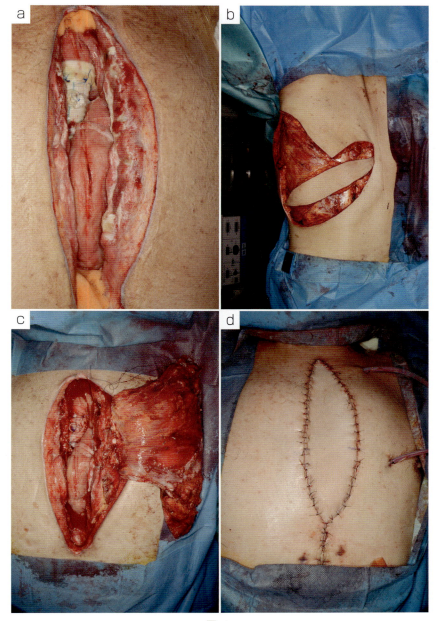

図 4.
a：人工血管が露出していたが，腹部に手術歴があり，広背筋皮弁による再建術を行った．
b：広背筋皮弁挙上時
c：胸壁に移動させた．
d：皮弁皮膚で胸壁再建を行った．

（文献 4 より改変）

建の報告も散見するが，血管茎となる内胸動静脈が損傷・使用されている場合や感染による炎症の波及を考慮し，第一選択には置いていない．なお，広背筋皮弁を用いる場合，筋皮弁は大胸筋下に誘導するようにしている．これは，のちに感染が再燃した場合，大胸筋"皮"弁が使用できるよう，大胸筋と皮膚との連続性を保っておくためである．

腹部 SSI の概要とその対応

腹部 SSI ではその多くが腹部前面に生じる．消

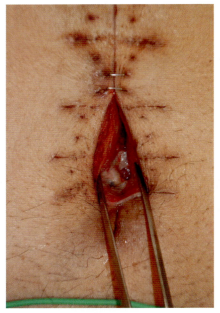

図 5. 腹部に生じた SSI
創底には壊死した筋膜に加えて比較的太い縫合糸が比較的長く残されている.

消化器疾患に関連した SSI では, 上部消化管術後発生 SSI よりも下部消化管術後 SSI 発生率は高い[7]. また, 消化管穿孔に伴う汎発性腹膜炎術後の SSI 発生率は極めて高く, 近年になり汎発性腹膜炎術後に創部を一期的には縫合閉鎖せず, 一旦, NPWT により数日間経過を見たのちに二期的に縫合閉鎖(遷延一次縫合)を行った方が腹壁 SSI の発症率が抑えられたとの報告もある[8].

腹部 SSI は, 比較的皮下脂肪の厚い患者に多く発生する傾向にあり[9], 時として創底の詳細な観察が困難となる. 腹部正中切開に伴う SSI や婦人科領域の SSI では, 創底は一旦は白線となる. 外科・婦人科手術における閉創時にはこの部分は 1 号や 0 号などの比較的太い吸収糸で縫合されていることが多い(図 5). また, その深部に存在する腹膜については筋膜とは別個に縫合されている場合とまとめて縫合されている場合, 単結紮されている場合と連続縫合されている場合と, 施設や執刀医によって様々である. したがって, 腹部 SSI を診察するにあたっては, 開放・デブリードマンを行う前に腹壁の縫合法を聴取し確認しておくことが重要となる. また, 腹直筋や下腹壁動静脈はどのように扱われたのかについても確認・記録しておくことは, 後々, 我々形成外科医が腹直筋皮弁による何らかの再建を選択できるかどうかについての貴重な情報となると同時に, 腹直筋皮弁の選択肢を温存した愛護的腹壁操作の啓蒙を行う絶好の機会となる.

腹部 SSI において, 重篤な腹腔内膿瘍を伴うものは基本的に出血や消化管吻合部の縫合不全に起因するため, 緊急の外科手術を要する場合が多い. 我々が目にする腹部 SSI の多くはこれらを認めない, ないしは処理がなされたのちのものであるが, 腹膜が開放されている場合と, 閉鎖されている場合とに大別して治療計画を検討する必要がある.

腹壁発症 SSI では, 感染を疑い皮膚・皮下組織を開放した時点では, まだ筋膜および腹膜が縫合糸により閉鎖されている場合が多い一方で, 膿汁が縫合糸や筋膜に付着しており汚染が波及している(図 5). 皮下脂肪組織内の感染性壊死組織は初回に鋭匙などで可及的に除去されるが, 縫合糸や筋膜はこの時にデブリードマンを行うと消化管が露出する可能性が高くなる. 我々は現在, 直前の CT 画像から筋膜・腹膜下に膿瘍を認めないのであれば筋膜のデブリードマンやそれを縫合固定しているものの抜糸はこの時点では行わず皮膚・皮下組織の開放のみに留め, しばらく軟膏(イソジンシュガーパスタなど)や外用剤(銀含有ハイドロファイバーなど)による保存的処置を継続し, 腹腔内組織が腹膜・筋膜裏面に癒着したことを確認したのちに抜糸や筋膜のデブリードマンを行うこととしている. 縫合部裏面に限局する膿瘍を認める場合(図 6), 筋膜縫合部の間隙に排膿および瘻孔を認めるため, この部分の抜糸を検討するが, 必要最低限に留め, 極力腹腔内臓器が露出しないように配慮している. このように局所管理を行い, 感染性壊死組織の消失(露出している筋膜は白色であっても必ずしも感染性ではない)を認めたのちは NPWT による治療を主軸においている(図 7). フォーム材を楔型にする, ステリストリップテープで幅を寄せる, などの工夫を行うことで,

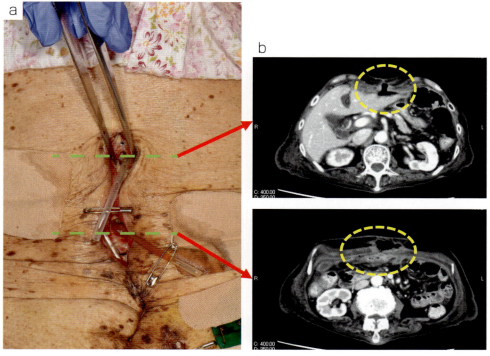

図 6. 腹部に生じた SSI
a：消化管吻合部の縫合不全部の粘膜は尾側創部に腸瘻として露出．吻合部より漏出した便汁は頭側に波及し，肝表面の創部から排泄された．
b：開創前の CT 像．腹腔内にはガス像を伴う膿瘍を認める．肝前面にも同様に膿瘍およびエアー像を認める．

より短期間に治癒させ，また，治癒後の整容も保たれる．NPWT により良好な WBP が得られた時点で，創縁の新鮮化を行い縫合閉鎖する場合もあるが，時に全身麻酔下の処置を要するため，患者の身体的・精神的負担と縫合閉鎖による利益とを十分にバランスよく考慮した上で選択する必要がある．

我々が介入した時点で主治医により腹壁が開放されている場合や，感染性の壊死により縫合糸が脱落ないしは筋膜・腹膜が融解してしまっており腹腔内臓器が露出している場合，最も配慮しなくてはならないことは，その後の消化管穿孔であろう[10]．治癒に至るまでの道筋としては，① 消化管や腸管膜の腹壁への癒着およびそれに伴う限局化（腹腔内が閉鎖される．この時点で腹水の漏出がなくなるため，創部滲出液量は減少する），② 漿膜や腸管膜からの肉芽の形成・増生，③ 植皮や縫合による閉鎖　などが一般的と考えられる．① の

期間は消化管穿孔を防ぐために漿膜を乾燥させないことが重要となる．また，文献的根拠はないが，腹腔内に交通している創傷において外用剤が腹腔内に浸入してしまいかねず，高血糖や甲状腺への影響，銀毒症など様々な副作用が懸念されるため，避けている．また，ハイドロファイバーなどの創傷被覆材についても腹腔内に迷入してしまうことを懸念し，これも避けている．結果，生理食塩水などに浸したガーゼで被覆するに留めることが多い．② 以降は前項と同様に管理を行っているが，NPWT の導入前には CT による確認を行う方が，より安全である．

腹壁の SSI 例では，皮下脂肪が比較的厚いため，"深い" 創となっている．このため，創部の管理は 3 次元的に行う方が治癒に至るまでの期間を短縮できる傾向にある．つまり，従来の軟膏処置や創傷被覆材による保存的処置を継続した場合，形成された肉芽組織の収縮および上皮化を期待す

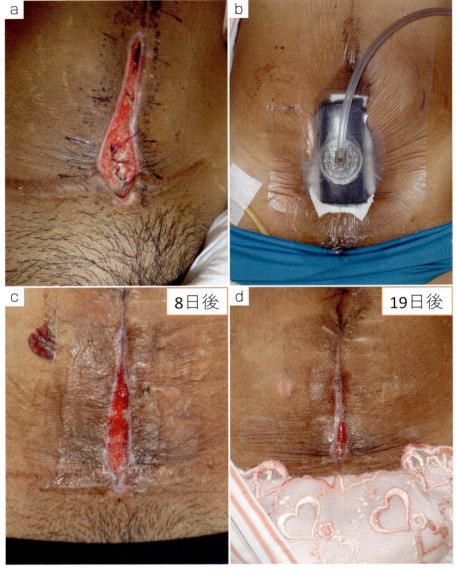

図 7. 腹部に生じた SSI 例
a, b：NPWT による治療を開始した．
c：開始より 8 日後
d：開始より 19 日後．一部上皮化は完了していないがほぼ治癒した．形成された瘢痕は狭い．

るが(図8)，このように管理した場合，治癒までに長期を要することや醜状瘢痕を残すことなどが欠点となる．一方，ある程度の WBP が得られた時点で NPWT を導入することで治癒までの期間が大幅に短縮できることや治癒後の瘢痕を小さく留めることが可能となる(図7)．

さいごに

我々形成外科医が関わる SSI のうちの多くが他診療科での術後に発生したものである．その中には表在性の SSI に留まらず，心血管系や消化管などの露出を伴うものも少なくない．デブリードマンを行う際には，主科医師の立会いの下(理想的には共同で)行うことが望ましく，また，ある程

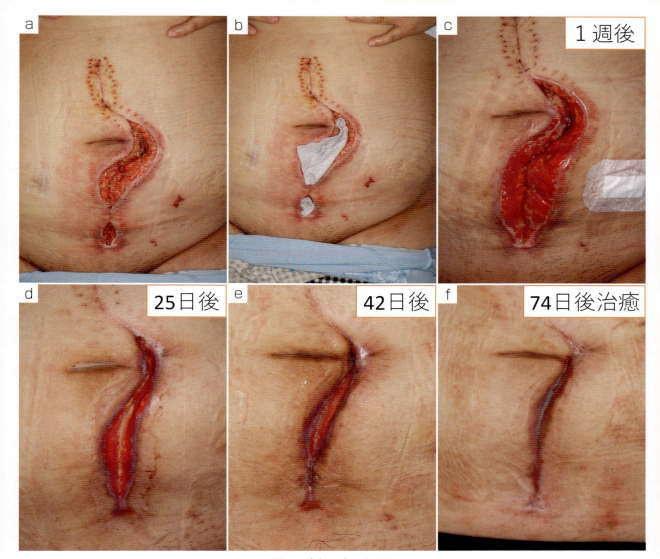

図 8. 腹部に生じた SSI
　a，b：NPWT 保険承認以前の症例であり，ハイドロファイバーによる治療を行った．
　c：開始より 1 週間後．感染性組織は消失し，良好な肉芽形成が認められる．
　d：25 日後
　e：42 日後
　f：74 日後．上皮化が完了し，治癒した．一方で陥凹する醜状瘢痕を残した．

度の解剖と術式の概要を理解しておく必要がある．特に人工物の使用については，こちらから積極的に問わねば引き出せない情報になりがちである．
　形成外科は様々な診療の場面において他診療科とのコラボレーションは必要不可欠である．また，時に様々な診療科との間の，いわばリエゾンとしての役割を担うこともあり，SSI 診療に積極的に携わることはお互いに顔の見える関係を構築する上でも貴重なチャンスとなる．

参考文献

1) Sorensen, L. T., et al.：Abstinence from smoking reduces incisional wound infection：a randomized controlled trial. Ann Surg. **238**：1-5, 2003.
2) Segal, C. G., et al.：An evaluation of differences in risk factors for individual types of surgical site infections after colon surgery. Surgery. **156**：1253-1260, 2014.
3) Saadatian-Elahi, M., et al.：Staphylococcus aureus, the major pathogen in orthopaedic and

cardiac surgical site infections : a literature review. Int J Surg. **6** : 238-245, 2008.
4) 木谷慶太郎ほか：壊死性胆嚢炎に起因すると考えられた心臓手術後縦隔炎の 2 例. 創傷. **8** : 17-21, 2017.
5) 榊原俊介ほか：【陰圧閉鎖療法の理論と実際】縦隔炎・胸骨骨髄炎における陰圧閉鎖療法の実際. PEPARS. **97** : 64-71, 2015.
6) 日本形成外科学会, 日本創傷外科学会, 日本頭蓋顎顔面外科学会：形成外科診療ガイドライン 3 慢性創傷. 16, 金原出版, 2015.
7) 内海桃絵ほか：消化器外科手術における手術部位感染のリスク因子の検討 環境感染. **22** : 294-298, 2007.
8) 佐藤　渉ほか：下部消化管穿孔による急性汎発性腹膜炎症例における NPWT の有用性. 創傷. **4** : 96-101, 2013.
9) Cardosi, R. J., et al. : Subcutaneous management of vertical incisions with 3 or more centimeters of subcutaneous fat. Am J Obstet Gynecol. **195** : 607-614, 2006.
10) 川野啓成ほか：陰圧閉鎖療法（NPWT）施行中に生じた腸管穿孔の 1 例. 創傷. **6** : 82-86, 2015.

◆特集/感染症をもっと知ろう！—外科系医師のために—

上肢の感染症と治療

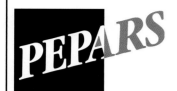

小野　真平*

Key Words：上肢(upper limb)，手(hand)，指(finger)，感染(infection)，デブリードマン(debridement)

Abstract　手は関節，腱鞘，筋膜腔といった多くの閉鎖空間を有し，その内部で病原体が増殖するタイプの感染症が多い．解剖学的に抗生剤が届きづらいため保存的治療の適応は限られ，閉鎖空間を開放する外科的治療が求められることが多い．外科的治療において，術者は神経血管束，腱，関節などの重要構造物の位置を理解し，それらを極力温存しながら皮膚切開やデブリードマンをすることが求められる．

一方で手の感染症患者の多くは，救急外来を受診することが多い．手の感染症は，早期診断・治療が良好な治療成績に直結する分野であり，逆にそれらが遅れると重篤な後遺症を残しかねない．そのため，救急外来医は手外科医による外科的治療が求められる感染症とコンサルテーションの時期に精通する必要がある．本稿では，遭遇する機会の多い手の感染症に焦点を絞り，救急外来における初期診断のポイントと対応，さらに治療法を解説した．

緒　言

日常診療において上肢(特に手部)の感染症に遭遇する機会は多い．手は切創，挫創，咬創，刺創などの外傷を受けやすく，二次的に化膿性炎症を生じやすいのがその原因である．しかし上肢の他分野(骨折治療など)と比較して手の感染症に関する教科書や論文は少ない．その理由として，患者の多くが救急外来を受診し，形成外科，皮膚科，整形外科など複数科にまたがる一般外来で治療を受けており，手外科の専門外来まで辿り着かないことが挙げられる．さらに感染症は個々の患者によって条件が異なるため，条件を揃えた研究計画が立てづらく，エビデンスを確立しづらい分野であることも理由の1つである．手の感染症は，早期に正しく診断し適切な治療が開始できれば良好な治療アウトカムを獲得でき，逆にそれらが遅れると重篤な後遺症を残しかねない．

手の感染症に罹患する患者群は2つに大別される．患者の大半は健康で活動的な若年成人であり，軽微な外傷を契機に発症し，受診や治療の遅れが原因で重症化する[1]．本患者群の感染は皮膚の正常細菌叢によって引き起こされ，治療に対する反応は良好であることが多い．もう一方の患者群は，易感染宿主(糖尿病，透析，ステロイド長期投与患者など)である．易感染宿主群の感染は近年増加傾向にあり，グラム陰性菌や嫌気性菌を含む混合細菌叢が原因となり，重症化しやすく治療抵抗性であることが多い．手の感染症は，抗生剤投与のみで完治可能な一部の例外を除き，外科的治療が求められることが多い．外科的治療において，術者は神経血管束，腱，関節などの重要構造物の位置を把握し，それらを極力温存しながら皮膚切開やデブリードマンを行うことが求められる．手の感染症患者の多くは，救急外来を受診することが多いため，救急外来医は救急外来で管理可能な感染症と，手外科専門医による手術室でのデブリー

---

* Shimpei ONO，〒113-8603　東京都文京区千駄木1-1-5　日本医科大学付属病院形成外科・再建外科・美容外科，准教授

ドマンが必要な感染症を区別できるようになる必要がある．本稿では，感染の深さに基づいた手の感染症の分類を提示する．さらに救急外来における評価と対応，遭遇する機会の多い手の感染症について解説する．

分　類

手の感染症は，表在性(皮膚および皮下組織，腱表面より浅い)と深在性(腱鞘を含めそれより深い)に分類できる．感染の初期段階では，病原体は手の解剖学的特徴である区画化された構造内で増殖する．しかし，感染が進行するにつれて，病原体は区画を越えて表在→深部に広がっていく(逆に深部→表在の経路もある)．動物・ヒト咬傷や壊死性筋膜炎は，表面および深部組織を同時に損傷するため，別項目に分類する．

1. 表在性感染症
  A．蜂窩織炎
  B．リンパ管炎
  C．爪周囲炎・爪周囲膿瘍
  D．ひょう疽
  E．皮下膿瘍
2. 深在性感染症
  F．滑膜腔感染症(化膿性腱鞘炎)
    手掌筋膜腔・Parona 膿瘍
  G．化膿性関節炎
3. 表面および深部にまたがる感染症
  H．動物・ヒトの咬傷
  I．壊死性筋膜炎

救急外来における評価と対応

1．病歴聴取

救急外来に手の感染症を疑う患者が受診した場合，下記項目を迅速に聴取する．

A．症　状

感染5徴候と呼ばれる ① 発赤，② 腫脹，③ 疼痛，④ 発熱，⑤ 機能障害(関節を動かしづらいなど)の有無を確認する．疼痛は，その種類や発生してからの時間も重要な情報である．拍動性の痛み

は手の区画内の膿瘍形成を疑い，化膿性腱鞘炎では患指を他動伸展すると疼痛が悪化する．全身状態の急激な悪化は壊死性筋膜炎やガス壊疽を疑う．

B．感染源

手の感染症は，先行する外傷，咬創，異物刺創など感染源となる原因があることが大半である．筆者の経験上，これをいかに詳細に聞き出すことができるかが手の感染症の正しい診断において重要である．患者または前医が針で粘液嚢腫の穿刺を試みた結果，感染をきたす場合もある．患者の利き手や職業情報も有益であり，例えば熱帯魚の飼育員は Mycobacterium 属感染を発症する可能性が高い．拳で他人の顔を殴って受傷した MP 関節背側の挫創では，患者は受傷理由を隠す傾向にあるため，それを念頭に置いて問診することが重要である．

C．免疫状態

手の感染症に罹患しやすい患者側の要因，つまり糖尿病，透析，免疫不全宿主，アルコール中毒，栄養失調などがないかを確認する．また過去10年以内に破傷風ワクチン接種歴のない患者が手の感染症を罹患した場合，追加接種を行うべきである．

D．過去の病歴

過去に同様のエピソードがないか確認することも大切である．また，関節リウマチや痛風のような炎症性関節症の既往も確認すべきである．これらの疾患による関節炎と感染症の鑑別はしばしば困難であり，専門外来への受診が勧められる．

2．臨床診察

A．視　診

蜂窩織炎やリンパ管炎では紅斑を認める．紅斑は油性ペンでマーキングしておくと経時的に病状変化を確認しやすい(図1)．紅斑が2〜3時間で急激に広がる場合は壊死性筋膜炎を疑う．指位や腫脹部位は深部感染の位置を推測するのに有益な情報である．

B．触　診

病変部の熱感，圧痛の範囲，所属リンパ節腫脹

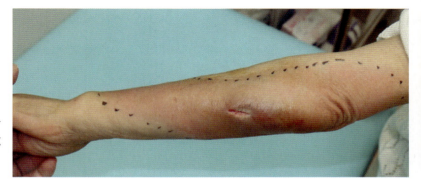

図 1.
蜂窩織炎
紅斑の範囲を油性ペンでマーキングし，時系列での治療効果（紅斑の拡大 or 縮小）を評価する．

の有無などを確認する．波動を触れる場合は深部の膿瘍形成，握雪感はガス壊疽を疑う．

3．検　査

A．血液検査

感染は，白血球数（WBC）と C 反応性蛋白（CRP）の上昇で判断する．ただし，指の感染など病変部が小範囲に限局している場合は，血液データは反応しないことも多いため，あくまでも臨床所見（感染 5 徴候）を重視する．白血球は感染時に好中球の割合が増加し（＞70％），さらに好中球は桿状核球（stab）の割合が分葉核球（seg）に比して増加する傾向にある．これを核の左方移動と呼ぶ．また最近では，敗血症の早期診断マーカーとしてプレセプシンが注目されている．以前に同目的で使用されていたプロカルシトニンよりも早期診断に適し，感染症に特異的に反応し，感染症の重症度をよりよく反映する．

B．画像検査

患部の X 線撮影は異物残存の確認に有用でありスクリーニングの意味でもほぼ全例で撮影すべきである．X 線では異物の他に，軟部組織内のガス像，骨髄炎，化膿性関節炎の有無を確認可能である．エコーは深部膿瘍や腱鞘に沿った液体貯留の確認に優れており，救急外来で簡便に行うことができる．CT は化膿性関節炎の診断に優れており，MRI は壊死性筋膜炎に代表される軟部の感染症および早期骨髄炎の診断に有用である．

C．細菌検査

開放創の場合は，グラム染色，好気性および嫌気性培養を行う．発熱患者では血液培養を行う．波動を触れる膿瘍は診断・治療目的の穿刺ドレナージを行う．膿瘍は外科的に皮膚切開を要する場合が多いが，穿刺ドレナージにより減圧することで患者の疼痛を即座に軽減することが可能である．化膿性関節炎を疑う場合は，関節液を採取し 3Cs と呼ばれる ① Cell count（細胞数），② Culture（グラム染色・培養），③ Crystals（結晶の鏡検）を評価する．

4．細菌培養検査と薬剤感受性試験

手の感染症治療において，外科的ドレナージが基本であるが，補助的な治療として抗生剤は不可欠である．手の感染症の大部分は，皮膚の正常細菌叢であるブドウ球菌（特に *Staphylococcus aureus* や *Staphylococcus epidermidis*）によることが多い[2]．動物咬創後の感染の起因菌としては *Pasteurella multocida*, *Staphylococcus aureus*, 口腔内嫌気性菌が多い．特に，*Pasteurella multocida*（人畜共通感染の原因となるグラム陰性球桿菌）による感染症は重症化しやすいため，明らかな感染徴候がなくても予防的に抗菌薬投与（アモキシシリン・クラブラン酸：オーグメンチン®の内服，アンピシリン・スルバクタムの点滴静注：ユナシン®）投与が推奨される．ヒト咬創の起因菌は口腔内嫌気性菌，*Eikenella corrodens*, *Staphylococcus aureus* などが多く，同様にアモキシシリン，アンピシリン・スルバクタムの投与が勧められる．なお，ペニシリンアレルギーのある患者にはクリンダマイシン，シプロキサンなどを選択する．糖尿病患者や他の免疫不全患者では，複数の病原菌による混合感染を考慮する必要がある．

細菌培養および抗生剤感受性検査の結果は早くても 2～3 日を要するため，初期投与の抗生剤は広域スペクトルのものを選択する．通常はペニシリン系やセフェム第 1 世代（セファゾリン）が適切

である．これらの抗生剤の点滴は1日1〜2回の中途半端な投与では不十分であり，1日3回以上で十分な血中濃度を維持する．中途半端な投与は，感染がくすぶり耐性菌を生む原因となる．検査結果と抗生剤の反応をみながら狭域スペクトルの抗生剤に変更していく（これを de-escalation と呼ぶ）．グラム陰性菌による感染にはアミノグリコシドまたは第2世代／第3世代のセファロスポリン，MRSA 感染ではバンコマイシンを選択する．

5．治療方針

主に皮下が病変部となる蜂窩織炎，リンパ管炎，爪周囲炎は，保存的治療が可能である．しかし，それ以外の手の感染症の多くは，外科的治療が必要となることが多い．手はもともと解剖学的に多くの関節，腱鞘，筋膜腔といった閉鎖空間を有しており，その内部で病原体が増殖するタイプの感染症が多い．そのため，抗生剤が届きづらく外科的に閉鎖空間を開放することが求められる．手の感染症の患者は軽く考えて受診してくることが多いため，入院治療に対して難色を示す傾向がある．しかし，入院管理で1日3〜4回の静脈内抗生剤投与，患部の安静，患肢挙上を徹底した方が結果的に早期に社会復帰可能なことが多いため，入院適応はややオーバーインディケーションぐらいでちょうどよいと筆者は考える．また外科的治療に関して，爪周囲膿瘍やひょう疽は救急外来で切開排膿してもよいが，他の感染症は手術室において適切な麻酔下でドレナージが行われるべきである．骨・関節に処置が必要な場合は，異物（Kirschner 鋼線や創外固定ピン）を刺入することになったとしても，患部の安定性を得て軟部の浮腫・血流改善を図ることが重要である．腱・骨移植やプレートなどの異物は感染コントロールがついて初めて用いるべきである．

手の感染症の種類と治療の実際

上記分類のうち，特に診察する機会の多い感染症に焦点を絞って，定義と概念，臨床所見，必要な検査，治療に関して要約した．

1．表在性感染症

A．蜂窩織炎（Cellulitis）（図1）

1）定義と概念

皮下組織に生じる急性のびまん性感染である．通常，膿形成は認めない（皮下膿瘍と区別する）．皮膚の微小な外傷から細菌が侵入することが多いが，毛包や汗腺・脂腺などの感染を介して発症する場合もある．後述する壊死性筋膜炎との鑑別が重要である．

2）臨床所見

境界明瞭な圧痛・熱感を伴う紅斑で，未治療では経時的に拡大する．深部に関節がある場合，疼痛で関節可動域が制限される．発熱を伴うこともある．

3）検　査

採血で WBC と CRP 高値を認める．患部の X 線で，異物残存の有無を確認できる．軟部組織内のガス像は，ガス壊疽を疑う．MRI の T2 強調像で皮下肥厚部に索状・縞状の高信号像を認め，Gd 造影 T1 強調像で炎症部位は造影される．発熱を伴う場合は血液培養を提出する．

4）治　療

可能であれば入院管理での静脈内抗生剤投与と経時的な観察が望ましい．患部は安静を保ち，冷却し挙上する．紅斑の辺縁は油性ペンでマーキングしておき，治療効果判定に用いる．もし治療開始後48時間以内に症状が改善しない場合は，膿形成や壊死性筋膜炎などのより深刻な感染症への移行を疑う．

B．リンパ管炎（Lymphangitis）（図2）

1）定義と概念

病原体がリンパ管に入り込み，リンパ管とその周囲組織に炎症が生じる．蜂窩織炎に類似しているが，蜂窩織炎と異なり，患肢の末梢から領域リンパ節に向かう幅数 mm〜数 cm の紅色の線条痕が特徴的である．通常，膿形成は認めない．

2）臨床所見

熱感を伴う紅斑であり，経時的に中枢側に向かって進行する．リンパ行性に領域リンパ節に炎

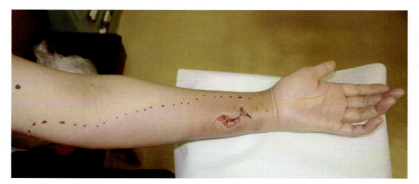

図 2.
犬咬創と前腕〜肘内側にかけてのリンパ管炎
腋窩リンパ節に向かう紅色の線条痕を認める.

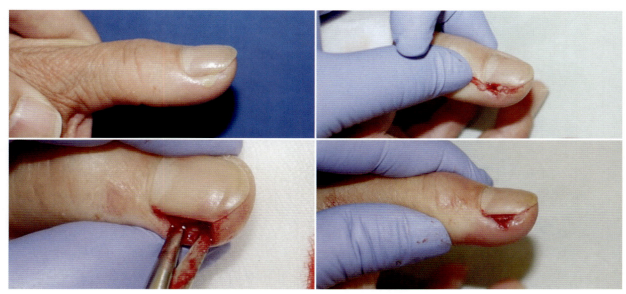

図 3. 爪周囲炎から移行した爪周囲膿瘍
爪甲による側爪郭の圧迫が強かったため部分抜爪した. しかし爪下に膿瘍形成を認めたため, 剪刀で線維性隔壁を切開して十分にドレナージした.

症をきたすため, 上腕内側上顆または腋窩に圧痛を伴ったリンパ節の腫大を認めることが多い. 発熱を伴うこともある.

3) 検 査

重症化すると採血でWBCとCRP高値を認める. 患部のX線で, 異物残存の有無を確認できる.

4) 治 療

蜂窩織炎と同様である.

C. 爪周囲炎(Paronychia)(図3)

1) 定義と概念

爪周囲の感染である. 側爪郭の感染(paronychia)が一般的であるが, 後爪郭にも生じ得る(eponychia). 爪周囲炎の原因は, 爪噛み, ささくれ(さかむけ), 深爪, マニキュア, 軽微な外傷, 乳児の指しゃぶりなどである. 多くは混合感染であるが *Staphylococcus aureus* や *Pseudomonas aeruginosa* の割合が多い. 慢性経過のものでは結核菌や真菌の感染もある.

2) 臨床所見

発症早期では爪郭に発赤, 腫脹, 熱感, 圧痛を認める. 未治療のまま経過すると, 膿瘍形成し爪郭に沿って徐々に広がっていく. さらに爪下→指腹部と感染が広がると, ひょう疽に移行することもある.

3) 検 査

多くの場合, X線を含め検査は必要ない.

4) 保存的治療

膿瘍形成のない発症早期例は, 経口抗生剤, 患

肢の安静・挙上で治癒し得る．

5) 外科的治療

発症から時間が経過している症例，膿瘍形成症例では切開排膿が望ましい．

6) 麻　酔

患指の手背側から指間部を穿刺するOberst法，もしくは掌側から腱鞘内に麻酔を注入するSingle palmar injection blockで指ブロックをする．Single palmar injection blockはよい麻酔法であるが，針刺入部に蜂窩織炎などの感染巣があると化膿性腱鞘炎のリスクとなるので注意する．

7) タニケット

患肢を30秒間挙上した後，指基部でネラトンチューブを止血帯として緊縛する．手術用手袋を用いた指サック型の止血帯は，指尖部から中枢に向かって感染を広げる可能性があるため使用しない．

8) 手　順

膿瘍直上に側爪郭に沿った長軸方向の皮膚切開を加えてドレナージする．表在性の軽症例に限って麻酔・タニケットなしで，18G注射針で切開排膿するが，それ以外は麻酔・タニケットしたうえで11番メスを用いる．爪甲が刺激となって爪郭の炎症が生じている場合は，爪甲を部分抜爪する．部分抜爪で爪甲を爪床から剥がす際には細いエレバが有用である．

9) 術後管理

切開排膿後は出血が持続することが多いため，アルギン酸塩（カルトスタット®）で軽く圧迫止血し，患肢を挙上，翌日から洗浄，ポビドンヨードゲル処置を継続する．通常はこれで症状が軽快するが，ひょう疽に移行しているような重症例では感染がくすぶることがあるので臨床所見を指標にした注意深い観察が必要である．

D．ひょう疽 (Felon/Pulp space infection)[3)4)]

1) 定義と概念

指腹部の皮下脂肪は線維性隔壁でコンパートメント（小部屋）状の構造をしている（図4）．ささくれや小さな棘の刺創に続発して，コンパートメント内部に膿が形成されると内圧が上昇し，さらに隔壁を破壊しながら隣のコンパートメントへと進行していく．病変が指腹部に限局している場合は指腹部膿瘍（図5）と呼ばれるが，さらに広がって指尖指腹部全体が侵されるとひょう疽（図6）と呼ばれる．起炎菌はほとんどの例で*Staphylococcus aureus*である．ひょう疽は，さらに隣接構造に広がると末節骨骨髄炎，化膿性腱鞘炎，化膿性関節炎へと移行する[5)]．

2) 臨床所見

DIP関節以遠に発赤や腫脹を認めるが，前述の解剖学的特徴から炎症が進展しないと不明瞭である（判断に迷う際は健側指との比較は有用である）．本感染症に特徴的なのは強い疼痛と圧痛で

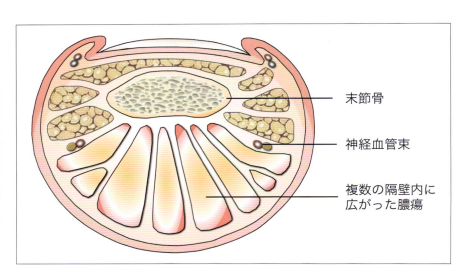

図4．
指尖部の断面像
指腹部の皮下脂肪は線維性隔壁でコンパートメント（小部屋）状の構造をしており，コンパートメント内部に膿が形成されると内圧が上昇し，さらに隔壁を破壊しながら隣へと進行していく．

（ラベル：末節骨／神経血管束／複数の隔壁内に広がった膿瘍）

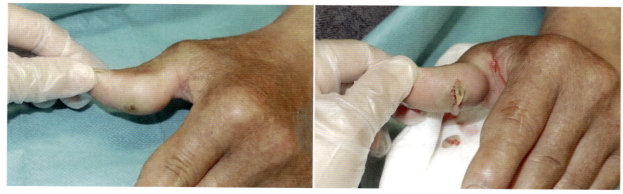

図 5. 指腹部膿瘍
苗の棘が刺さり受傷した．膿瘍が指腹部に限局している．

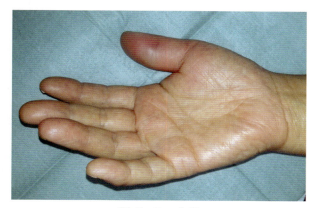

図 6. ひょう疽
薔薇の棘が刺さり受傷した．母指全体が発赤・腫脹しており，激しい拍動性の疼痛を伴っている．

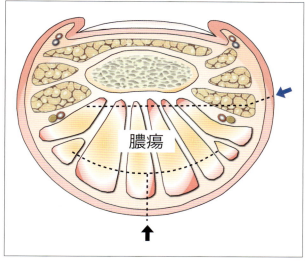

図 7. ひょう疽の外科的治療における進入経路
側正中切開(青矢印)または指腹部縦切開(黒矢印)から線維性隔壁内の膿瘍をドレナージする．

ある．これはコンパートメント内圧上昇によるもので夜も寝られないような激しい疼痛であることが多い．皮膚直下に膿瘍形成することがあり，稀に自壊し瘻孔化する．内部の膿がドレナージされて内圧が下がると症状は劇的に軽快する．

3）検　査

患部の X 線で，異物残存の有無を確認できる．また末節骨の融解像を認めることがある．

4）外科的治療

指腹部膿瘍，ひょう疽の診断に至ったら外科的治療は必須である．外科的治療の本態は線維性隔壁を開放して内部の膿をドレナージすることである．

5）麻酔・タニケット

爪周囲炎と同様である．

6）手　順

側正中切開または指腹部縦切開を行う(図 7)．両側の側爪郭と遠位爪郭にまたがる alligator mouth incision は背側の皮膚壊死を高率に起こすため選択しない．指尖部全体に病変部が及ぶ場合は，側正中切開を選択し，神経血管束の背側，かつ末節骨の掌側にメスを入れて隔壁を開放する．この際，神経血管束を損傷しないように注意する．指腹部に病変部が限局している場合では，指腹部膿瘍直上に縦切開を加えて膿瘍を開放する．その際に屈筋腱の腱鞘や DIP 関節を不用意に開放し

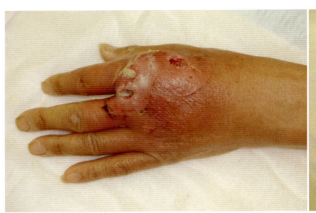
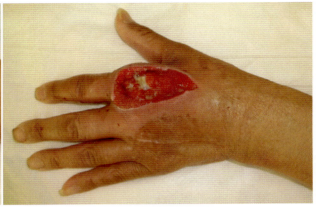

図 8. 皮下膿瘍
重症の皮下膿瘍症例であり，膿瘍上の血流が乏しい皮膚を切除して開放創管理とした．

ないように注意する．骨髄炎を併発している場合はリュエルで腐骨を除去する．膿瘍が十分にドレナージされたと判断できれば疎に皮膚縫合を行うが，判断に迷った場合は開放創管理とする．

7）術後管理

局所の安静，患肢挙上，広域スペクトル抗生剤投与を開始する．最初は洗浄処置を1日2～3回行い浸出液量，臨床所見をみながら回数を減らしていく．症状が軽快してきたら，術後早期から関節拘縮の予防目的の可動域訓練（疼痛のない範囲で自動屈曲・伸展運動）を開始する．

E．皮下膿瘍（Subcutaneous abscess）

1）定義と概念

手掌または手背の皮下に限局する膿瘍である．手掌に比して手背では皮下組織が疎のために膿瘍が広範囲に広がりやすい．

2）臨床所見

発赤，熱感，腫脹，疼痛，隣接する関節の可動域制限が特徴である．手掌の皮下膿瘍では化膿性腱鞘炎との鑑別が求められ，腱鞘に一致した圧痛の有無で判断する．手背の皮下膿瘍は著しい手背の腫脹をきたし，膿瘍の波動を触れることもある．

3）検　査

患部のX線で，異物残存の有無を確認する．

4）外科的治療

病変が小範囲に限局しているような軽症例は救急外来で切開排膿可能である．しかし病変が広範囲に及び全身状態に影響するような重症例では，膿瘍上の血流が乏しい皮膚を切除する必要が生じたり，切開後に持続性出血をきたすことがあるため，手術室でのデブリードマンを推奨する（図8）．

5）麻　酔

炎症部位に直接麻酔注射すると強い疼痛を伴ううえに効果も不十分であるため，可能な限り神経ブロックを選択する．軽症例では手関節レベルで正中神経や尺骨神経をブロックして，切開排膿可能である．しかし，感染が広範囲に及ぶ，病変部が深い疑いがある，または患者が易感染性宿主である場合は腋窩ブロック（または斜角筋・鎖骨上窩ブロック）や全身麻酔下での手術を推奨する．

6）タニケット

軽症例であればタニケットは使用しない．重症例であれば腋窩ブロックまたは全身麻酔下で上腕タニケットの使用が望ましい．患肢を30秒間挙上した後，タニケットを250 mmHgで加圧する．エスマルヒは中枢に向かって感染を広げる可能性があるため使用しない．

7）手　順

膿瘍中央部で伸展され菲薄化した皮膚は血流が不安定なため，曲線やzig-zagではなく単純な縦切開を用いる．掌側では可能であれば，クリーセをまたぐ部分は皮膚を切開せずに温存しておくと将来的な瘢痕拘縮を予防できる．膿瘍腔の汚い組織はリュエルを用いて可及的にデブリードマンする．デブリードマン後は皮下にドレーンを留置して皮膚を疎に縫合するか開放創管理とする．膿瘍腔に

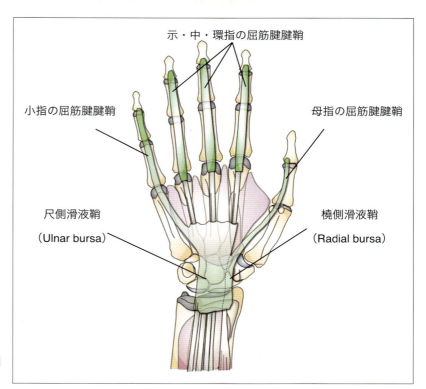

図 9.
屈筋腱の腱鞘の解剖

さばいたガーゼを挿入してもよいが，それが蓋をしてドレナージの邪魔をしないように注意する．

8）術後管理

感染が制御されるまで1日2〜3回の洗浄処置が望ましい．経過によっては，複数回の段階的デブリードマンを要し，皮弁や植皮による欠損の被覆が必要になることがある．また，関節拘縮の予防目的で早期の関節可動域訓練が重要である．

2．深在性感染症

F．化膿性腱鞘炎(Synovial space infection)[6)7)]

1）定義と概念

手指の創傷や異物刺入を契機として屈筋腱の腱鞘内（図9）の閉鎖空間に病原体が侵入し広がっていく感染症である．病態としては腱滑膜炎が主体であり時に腱断裂を合併する．炎症は滑膜性腱鞘に沿って波及するが，感染が進行して深部に波及し thenar space，midpalmar space，hypothenar space に及ぶと手掌筋膜腔膿瘍，さらに手関節掌側深部の Parona's space に及ぶと Parona 膿瘍と呼ばれる（図10）[8)9)]．起因菌は通常はブドウ球菌や連鎖球菌が多いが，結核菌や非定型的抗酸菌も稀ではない．

2）臨床所見

Kanavel の4徴候が診断に有用である[10)]．すなわち，①指軽度屈曲位，②腱鞘に沿ったびまん性の腫脹，③腱鞘に沿った圧痛，④指の他動的伸展による疼痛の惹起，である．しかし，必ずしも4徴候がすべて揃うわけではないため診断が遅れないように注意する．母指と小指は図9に示した通りお互いの腱鞘が連続していることが多く，馬蹄形膿瘍(horse shoe abscess)を作ることがある．

3）検　査

局所の炎症の割に炎症反応は上昇しないため診断の根拠になりづらい．患部のX線で，異物残存の有無を確認する．エコーやMRIは腱鞘内の液体貯留を確認するのに有用である．臨床所見や画像から確定診断の判断に迷う場合は，20G針で腱鞘内の液を穿刺吸引し，性状を確認し細菌培養検査に提出するのも有用である．

4）保存的治療

発症から24時間以内の急性期で，Kanavel の4徴候がすべて揃わず炎症が局所にとどまっており，腱鞘内の穿刺吸引で膿がひけない場合は，入院管理で保存的治療(スプリントによる安静，患

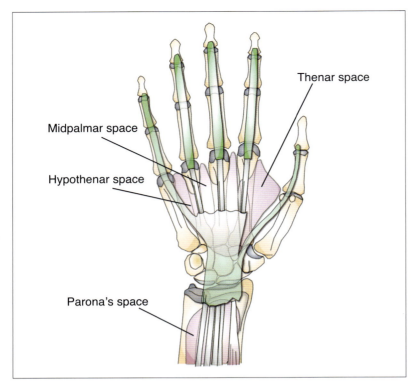

図 10.
深部の手掌筋膜腔と Parona's space

肢挙上,静脈内抗生剤投与)を開始する.そして,経時的な変化を注意深く観察する.抗生剤投与開始から 24 時間以内に臨床症状が改善しない場合は速やかに外科的治療に切り替える.ここでの判断の遅れは治療成績に大きく影響するため,なるべく早めに手外科専門医へ治療を依頼するのが望ましい.

5)外科的治療

患者が易感染性宿主の場合,炎症が指全体に拡大したり慢性化している場合は最初から外科的治療を選択する.軽症例では小切開により腱鞘内にカテーテルを刺入し腱鞘内を洗浄する方法を選択する.重症例では末節部から手根部まで zig-zag 皮膚切開を用いて展開し,滑膜性腱鞘を徹底的に切除したうえで,A2 と A4 以外の靱帯性腱鞘も切除する.腱鞘,腱,皮膚の壊死を認める症例(Loudon 病期分類の Stage 3 と 4)では指機能は著しく低下する.

6)麻 酔

腋窩ブロック(または斜角筋・鎖骨上窩ブロック)や全身麻酔下で手術を行う.

7)タニケット

上腕タニケットの使用が望ましい.患肢を 30 秒間挙上した後,タニケットを 250 mmHg で加圧する.エスマルヒは中枢に向かって感染を広げる可能性があるため使用しない.

8)手 順

軽症例に対する腱鞘内カテーテル洗浄法では,Nevasier による 2 incision approach を用いる.MP 関節掌側に 2 cm の皮膚切開を置き,さらに DIP 関節に 1.5 cm の側正中切開を置く.MP 関節上の皮膚を切開し,皮下脂肪内の神経血管束を保護したうえで,A1 靱帯性腱鞘を展開する.A1 腱鞘を切開し,屈筋腱の滑膜性腱鞘を開放する.腱鞘内液または膿を細菌培養検査に提出する.さらに DIP 関節の側正中切開を行い,A4 腱鞘のやや遠位で腱鞘を切開し開放する.その後,MP 関節掌側の腱鞘開放部から 16 G ポリエチレンカテーテルを刺入し,生理食塩水(ポビドンヨードを混ぜることもある)で洗浄する(図 11).遠位開放部からの流出液が透明になるまで洗浄することが望ましい.洗浄液を周囲の皮下組織に押し込むのを避けるために,過剰な圧をかけずにゆっくりと生食

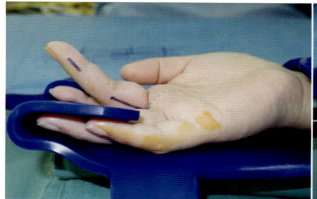
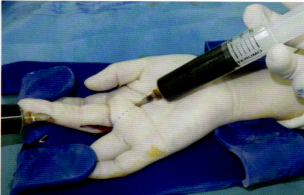

a	b
c	

図 11.
化膿性腱鞘炎
軽症例に対して腱鞘内にカテーテルを留置して洗浄した．ポビドンヨードを混ぜた生理食塩水で洗浄している．

シリンジを押す．十分に洗浄したら，皮下ドレーンを留置し，疎に皮膚縫合する．重症例では掌側 zig-zag 切開で屈筋腱の腱鞘を展開し，滑膜性腱鞘を全部切除したうえで，A2 と A4 以外の靱帯性腱鞘も切除する．屈筋腱は血流不良な組織であるが，重要な組織であるため初回手術では極力温存するように努める．皮膚は疎に縫合し，皮下ドレーンを留置してドレナージが効くようにする．

9）術後管理

1日1～2回の創処置時に感染徴候の経時的変化を確認する．感染徴候が改善しない場合は洗浄・デブリードマンをくり返す．重症例では初回手術の段階で，2～3日後に再度洗浄・デブリードマンが再度行えるように手術枠を確保しておくことが望ましい．腱滑膜切除後は屈筋腱の癒着により特に PIP 関節の屈曲拘縮をきたしやすいため，伸展位でスプリント固定をする．感染が軽快したら極力早期から痛みのない範囲で手指の可動域訓練を開始し癒着と拘縮の予防に努める．糖尿病を有する患者では血糖管理を同時に行う．

G．化膿性関節炎(Septic arthritis)[11)12)]

1）定義と概念

関節内に病原体が侵入し関節滑膜炎が発生し関節軟骨が破壊される．DIP 関節では粘液囊腫が破れて病原体が関節内に侵入する．また MP 関節では拳が相手の歯にあたるヒト咬創で感染しやすい．早期に適切な治療が行われなければ難治化し，関節の破壊や機能障害を引き起こす．重症化すると骨髄炎に移行することもある．

2）臨床所見

患部の関節は，赤く腫れ，熱感と圧痛を伴う．罹患関節の他動運動で疼痛が悪化する．

3）検　査

血液検査で WBC，CRP の上昇を認める．患部の X 線で，異物残存や骨髄炎併発の有無を評価する．X 線では，初期には関節液の貯留による関節裂隙の拡大や軟部組織の腫脹がみられる．進行すれば関節裂隙の狭小化や骨溶解像が認められる．超音波検査では関節水腫が確認できる．MRI は，関節液の貯留，周囲組織の炎症，骨病変(骨び

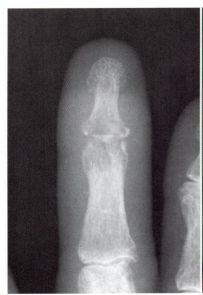
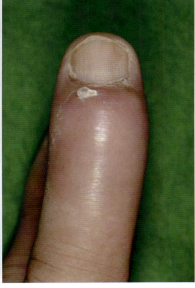
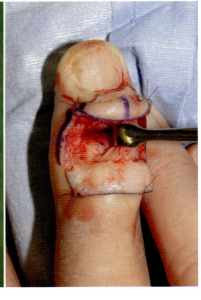

図 12. 化膿性関節炎
粘液嚢腫から感染した DIP 関節の化膿性腱鞘炎に対して，H 状の皮膚切開から関節内にアプローチし，関節軟骨をリュエルで削った．

らん，骨融解など)の有無などが確認できるため早期診断に有用である．本症を疑った場合は必ず，抗生剤投与前に関節穿刺により関節液を採取し細菌培養検査と関節液の性状を確認する．関節液の性状が黄濁色，低粘稠で，白血球数の増加（＞100,000/mm^3，好中球＞85％）を認めると化膿性関節炎を強く疑う．

4）外科的治療

化膿性関節炎を疑ったら可能な限り早急に手術をする．診断後速やかにドレナージ・関節内洗浄を行い，関節軟骨の温存と関節拘縮の予防を図る．

5）麻　酔

IP 関節の感染では指ブロック，MP 関節の感染では手関節ブロックが望ましい．手関節の化膿性関節炎では腋窩ブロックや全身麻酔を選択する．

6）タニケット

使用を推奨する．タニケット使用下の方が関節軟骨の損傷がどの程度かなど病変部の評価がしやすい．他の感染症と同様にエスマルヒは使用しない．

7）手　順

遭遇する頻度の高い DIP 関節の化膿性関節炎の外科的治療に関して解説する（図 12）．まず DIP 関節の背側に H 状の皮膚切開を加える．指伸筋腱終末を保護し，背側関節包を切離して DIP 関節を開放する．関節内を洗浄し，壊死組織や滑膜をリュエルで切除する．採取した関節液や滑膜組織は細菌培養検査および病理組織検査に提出する．十分に洗浄した後，ドレーンを留置して皮膚を疎に縫合する．これにより創縁皮膚の退縮と露出した腱の乾燥を防止することが可能である．関節軟骨が剥がれ落ちているような症例では関節温存は不可能であり，感染制御目的で関節固定術を選択する．関節固定は関節軟骨をリュエルで切除し，Kirschner 鋼線で固定する．

8）術後管理

関節を温存した症例は 1 日 2～3 回の洗浄処置を継続する．感染徴候の改善を認めない場合は，再度手術室での洗浄，デブリードマンを考慮する．罹患関節を伸展位でスプリント固定することで安静を保ち，患肢挙上を徹底する．炎症の鎮静化が得られ次第，早期に可動域訓練を開始する．臨床症状が改善するまで静脈内抗生剤投与を続け，これに続いて 4～6 週間の経口抗生剤投与を継続する（投与期間に関する明確なエビデンスはないが，皮膚軟部と比較して関節への抗生剤の移行はわず

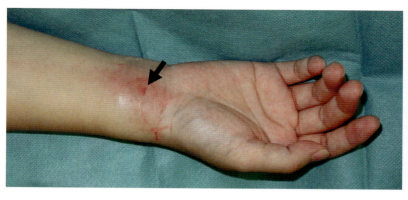

図 13.
猫咬創による感染
猫の牙は鋭く細長いため皮膚の開放創(黒矢印)は小さくみえるが,病原体が深部に播種され増殖するため,受傷後数日してから感染徴候が出現する.

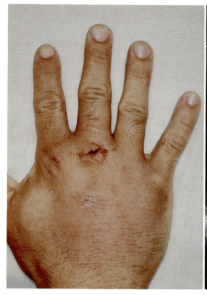
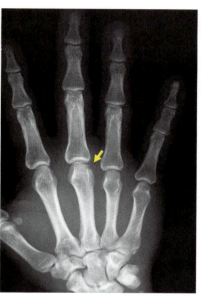

図 14.
ヒト咬創疑い
患者は「イライラして机を殴った」と説明したが創の性状からはヒト咬創を疑う.X線でMP関節骨頭の骨折を認める(黄矢印).

かなため,抗生剤投与期間は長くなる).

H.動物・ヒト咬創(Human/Animal bite)[13)〜15)]

1)定義と概念

犬咬創は,すべての動物咬傷の90%を占め,続いて猫の咬傷(5%),および他の動物(5%)が続く.犬咬創の50%は12歳未満の子供の受傷が多い.犬・猫咬創の感染源は *Pasteurella multocida* であることが多い.ヒト咬創は口腔内細菌叢の病原性により,より重症化しやすい.特に拳で相手を殴った際に,拳が相手の歯にあたり,MP関節背側を損傷することが多い.

2)臨床所見

咬創とその周囲の感染徴候をきたす.またリンパ管炎の合併も多い.動物咬創において犬咬創の頻度が高いが,感染を併発した動物咬創の76%は猫咬創による.これは猫の鋭く細長い牙により病原体が深部に播種され閉鎖環境内で増殖するためだと考えられる.また猫の牙による皮膚の開放創は小さくみえるため(図13),患者が深刻に考えず発赤や疼痛が出現してから救急外来を受診するのも原因と思われる.一方で犬咬創では挫滅や欠損を生じやすく外見が派手なため,患者が受傷早期に受診する傾向にあり,早期治療介入が可能となる.MP関節背側のヒト咬創では,周囲の感染徴候に加えて,関節の伸展不全や関節からの排膿を認めることがある.深部の骨折や腱・関節損傷を伴っていることが多く見落とさないように注意する.

3)検 査

グラム染色,好気性および嫌気性培養を行う.X線で,骨折,異物(歯の欠片など)残存の有無を確認する(図14).

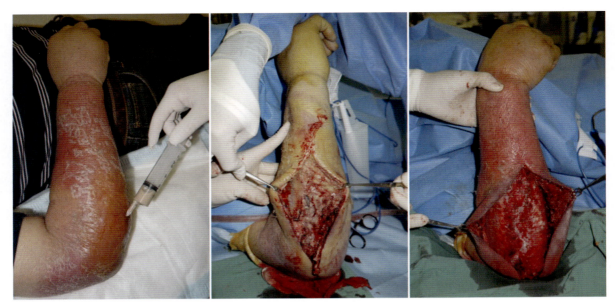

図 15. 壊死性筋膜炎
一見，蜂窩織炎のような臨床所見であるが皮下組織が全層で壊死しており，手術室で可及的にデブリードマンをした．

4）保存的治療

ヒト咬創はその病原性の強さから，外科的治療（開放創管理）を推奨する．一方で，動物咬創で外科的治療するか判断に迷うような軽症例によく遭遇する．この場合，洗浄と抗生剤投与による保存的治療をまず開始し，患者に翌日の外来受診を勧めるとよい．臨床所見が悪化傾向であれば外科的治療に踏み切り，改善傾向であればそのまま保存的治療を継続する．

5）外科的治療

動物咬創を受傷後すぐに受診した場合は，救急外来で局所麻酔下に創を開放し十分に洗浄する．しかし，受傷後数日経過して深部感染をきたしてから受診した場合やヒト咬創では，手術室で創を広げて十分に洗浄・デブリードマンし，開放創管理とすることが望ましい．感染徴候が落ち着くまで皮膚縫合はしないのが原則であるが，血流のよい顔面では整容的な観点も考慮して例外的に一期的閉創することもある．

6）術後管理

安静，挙上，連日の処置を継続して臨床所見の変化を確認する．もし感染徴候が改善しない場合，初診時のX線と比較して骨髄炎への移行がない

か確認する．

I．壊死性筋膜炎（Necrotizing fasciitis）[16]（図15）

1）定義と概念

浅筋膜を含む皮下脂肪を主座とする皮膚軟部組織感染症である．特に浅筋膜の壊死がその本態である（病状が悪化すれば皮下脂肪，深筋膜，筋も感染する）．健常者では溶血性連鎖球菌や黄色ブドウ球菌を起因菌として発症することが多いが，易感染性宿主ではグラム陰性桿菌や嫌気性菌が起因菌のこともある．特に毒素による toxic shock syndrome を起こすと全身状態は劇的に悪化し，血圧は低下しショック状態になる．

2）臨床所見

壊死性筋膜炎と前述の蜂窩織炎を区別することは重要である．なぜなら，両者の発症初期の臨床所見が似ているからである．発症初期では，両者と紅斑，腫脹，圧痛を認める．しかし，蜂窩織炎の腫脹や圧痛は紅斑部に限局しているのに対し，壊死性筋膜炎のそれは紅斑部を越えて確認できる．つまり，壊死性筋膜炎では体表からは見えない皮下において急速に病変部が広がっていることを意味している．紅斑の領域を油性ペンでマーキ

ングし, 頻回(1〜2時間ごと)に紅斑の広がりを確認することが重要である. 壊死性筋膜炎の紅斑は蜂窩織炎と比較して急速に拡大する傾向がある. 病状が進行すると, 突然に意識消失, 血圧低下を認め, 敗血症の全身徴候(39℃を超える発熱, 脱水, 低血圧, 電解質不均衡など)を呈する. 開放創を有する症例では, そこから水様のサラサラした浸出液を認める. そこから指を入れると, 脆くなった皮下組織が容易に深筋膜から剥離できる. 感染が進行すると, 皮膚は紅斑→紫→青灰色に変化し, 皮膚の感覚は鈍麻する. ガス産生菌が原因の場合, 皮膚の触診で握雪感を認める. さらに血疱や皮膚壊死を認めるようになる.

3) 検 査

採血で WBC, CRP の上昇を認める. 血液培養, 創部培養は原因菌の検索に有用である. X 線でガス像の有無を確認する. CT では脂肪組織浸潤影を伴った筋膜の肥厚を認め, 膿瘍形成の有無, 病巣の範囲が確認できる. 壊死性筋膜炎を蜂窩織炎から区別するための最も有用な検査は MRI である. 蜂窩織炎では深筋膜は正常で, 皮下脂肪層が厚くなっているのが特徴的であるのに対し, 壊死性筋膜炎では深筋膜に沿った液体貯留を認め, T1 強調像で低信号, T2 強調像で高信号を呈する. 本症の原因菌として最も予後の悪い劇症型 A 群溶血性連鎖球菌は A 群連鎖球菌迅速診断キットで判定可能であるが必ずしも 100% 検出されるわけではなく, あくまでも補助的に用いる.

4) 外科的治療

緊急で外科的デブリードマンを要する病態である. また ICU で全身管理が可能な病院での治療が必須である. 発症初期段階で本症が疑われる場合はまず局所試験切開を行う. 水様の浸出液を認め, 皮下に指を入れて容易に剥離できるようであれば本症を積極的に疑う. 初回手術でどこまで病変部を切除できるかが生命予後に直結するので, 疑わしい病変は徹底的に切除する. 開放創管理とし, 週に 2〜3 回のペースで感染徴候が落ち着くまでデブリードマンをくり返す. 軟膏はスルファ

ジアジン銀クリーム(ゲーベン®)を用いることが多い. 優れた局所抗生剤であると同時に, 腱やその他の重要構造物が乾燥するのを防ぐのに役立つ. 抗生剤の選択は, グラム染色でグラム陽性連鎖球菌が確認できればペニシリン, 確認できなかった場合は広域スペクトルの抗菌薬をまず選択する. なお, 重症例ではガンマグロブリン投与も併用する.

参考文献

1) Glass, K. D. : Factors related to the resolution of treated hand infections. J Hand Surg Am. **7** : 388-394, 1982.

2) Stern, P. J., et al. : Established hand infections : a controlled, prospective study. J Hand Surg Am. **8** : 553-559, 1983.

3) Canales, F. L., et al. : The treatment of felons and paronychias. Hand Clin. **5** : 515-523, 1989.

4) Jebson, P. J. : Infections of the fingertip. Parony-chias and felons. Hand Clin. **14** : 547-555, viii, 1998.

5) Watson, P. A., Jebson, P. J. : The natural history of the neglected felon. Iowa Orthop J. **16** : 164-166, 1996.
   Summary ひょう疽の感染が進行した場合, どのように周囲構造物に感染が広がるかまとめた論文.

6) Boles, S. D., Schmidt, C. C. : Pyogenic flexor tenosynovitis. Hand Clin. **14** : 567-578, 1998.

7) Neviaser, R. J. : Tenosynovitis. Hand Clin. **5** : 525-531, 1989.

8) Burkhalter, W. E. : Deep space infections. Hand Clin. **5** : 553-559, 1989.

9) Jebson, P. J. : Deep subfascial space infections. Hand Clin. **14** : 557-566, viii, 1998.

10) Kanavel, A. : Infections of the hand. A guide to the surgical treatment of acute and chronic suppurative processes in the fingers, hand, and forearm. 7th ed. Lea & Febiger, Philadelphia, 1939.
    Summary Kanavel の 4 徴候を詳説した教科書.

11) Freeland, A. E., Senter, B. S. : Septic arthritis and osteomyelitis. Hand Clin. **5** : 533-552, 1989.

12) Murray, P. M. : Septic arthritis of the hand and wrist. Hand Clin. **14** : 579-587, viii, 1998.

13) Griego, R. D., et al. : Dog, cat, and human bites : a review. J Am Acad Dermatol. **33** : 1019-1029, 1995.

14) Lewis, K. T., Stiles, M. : Management of cat and dog bites. Am Fam Physician **52** : 479-485, 489-490, 1995.

15) Patzakis, M. J., et al. : Surgical findings in clenched-fist injuries. Clin Orthop Relat Res. (**220**) : 237-240, 1987.

16) Gonzalez, M. H. : Necrotizing fasciitis and gangrene of the upper extremity. Hand Clin. **14** : 635-645, ix, 1998.

好評増刷

カラーアトラス
爪の診療実践ガイド

● 編集　安木　良博（昭和大学／東京都立大塚病院）
　　　　田村　敦志（伊勢崎市民病院）

目で見る本で臨床診断力がアップ！

爪の基本から日常の診療に役立つ処置のテクニック、写真記録の撮り方まで、皮膚科、整形外科、形成外科のエキスパートが豊富な図・写真とともに詳述！
必読、必見の一書です！

2016年10月発売　オールカラー
定価（本体価格 7,200 円＋税）　B5判　202頁

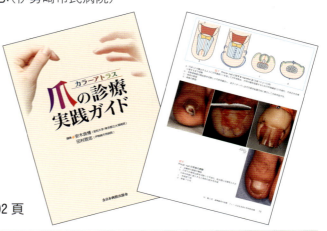

目　次

I章　押さえておきたい爪の基本
＜解剖＞
1. 爪部の局所解剖
＜十爪十色─特徴を知る─＞
2. 小児の爪の正常と異常
　　─成人と比較して診療上知っておくべき諸注意─
3. 中高年の爪に診られる変化
　　─履物の影響、生活習慣に関与する変化、ひろく爪と靴の問題を含めて─
4. 手指と足趾の爪の機能的差異と対処の実際
5. 爪の変色と疾患
　　─爪部母斑と爪部メラノーマとの鑑別も含めて─
＜必要な検査・撮るべき画像＞
6. 爪部疾患の画像検査
　　─X線、CT、エコー、MRI、ダーモスコピー─
7. 爪疾患の写真記録について─解説と注意点─

II章　診療の実際─処置のコツとテクニック─
8. 爪疾患の外用療法
9. 爪真菌症の治療
10. 爪部外傷の対処および手術による再建
11. 爪の切り方を含めたネイル・ケアの実際
12. 腎透析と爪
13. 爪甲剥離症と爪甲層状分裂症などの後天性爪甲異常の病態と対応
＜陥入爪の治療方針に関する debate＞
14. 症例により外科的操作が必要と考える立場から
15. 陥入爪の保存的治療：いかなる場合も保存的治療法のみで、外科的処置は不適と考える立場から
16. 陥入爪、過彎曲爪の治療：フェノール法を含めた外科的治療
17. 爪部の手術療法
18. 爪囲のウイルス感染症
19. 爪囲、爪部の細菌感染症
20. 爪甲肥厚、爪甲鉤彎症の病態と対処

III章　診療に役立つ＋αの知識
21. 悪性腫瘍を含めて爪部腫瘍の対処の実際
　　─どういう所見があれば、腫瘍性疾患を考慮するか─

コラム
A. 本邦と欧米諸国での生活習慣の差異が爪に及ぼす影響
B. 爪疾患はどの臨床科に受診すればよいか？
C. ニッパー型爪切りに関する話題

 全日本病院出版会
〒113-0033　東京都文京区本郷 3-16-4　Tel：03-5689-5989
http://www.zenniti.com　　　　　　　　Fax：03-5689-8030

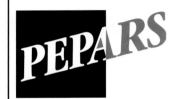

◆特集／感染症をもっと知ろう！―外科系医師のために―
下肢の感染症と治療

兼行慎太郎[*1]　佐野仁美[*2]　小川　令[*3]

Key Words：感染症(infection)，蜂窩織炎(cellulitis)，壊死性筋膜炎(necrotizing fasciitis)，骨髄炎(osteomyelitis)，糖尿病性潰瘍(diabetic ulcer)，陥入爪(ingrown nail)

Abstract　下肢の感染症は感染の深さ，起因菌，患者の全身状態などによって様々な病態を呈するため，適切な診断が必要である．壊死性筋膜炎やガス壊疽などは健常者でも重篤化することがあるため，早期診断・治療が求められる．糖尿病性足病変や末梢動脈疾患に合併する場合は重篤化するケースが多く，時には命を落としかねない重篤な状態になり得る．重度の蜂窩織炎は壊死性筋膜炎やガス壊疽と臨床症状が類似し，画像検査や試験切開などが鑑別に有用である．骨髄炎は糖尿病性足潰瘍の進展に起因するものなどが多く，コンピュータ断層撮影 CT や MRI，骨シンチグラフィーなどが診断に有用である．慢性骨髄炎の場合は抗生剤のみでなく外科的なデブリードマンが根治に必要であり，救命のために速やかな下肢切断を迫られる場合もある．糖尿病性足病変では組織の感染は潰瘍の閉鎖を妨げ，また神経障害により発見が遅れやすく重症化しやすい．末梢動脈疾患を合併している場合は，虚血のため抗生剤が効きづらく難治性であり，虚血性潰瘍との鑑別のための血流評価が有用である．陥入爪の初期治療では特に軽症患者では簡便さや侵襲の軽さを考慮して，最初は保存的治療を行うことが望ましく，患者の状況に合わせて侵襲的手術を考慮する必要がある．

はじめに

　下肢の感染症の病態は深度，起因菌，患者の全身状態などにより多岐に亘る．合併症によって起因菌も異なり，早期診断と治療が求められる．健常者が下肢感染症において重篤化するものとしては壊死性筋膜炎やガス壊疽などが挙げられる．糖尿病性足病変や末梢動脈疾患に合併する場合は深刻化するケースが多く，時には命を落としかねない重篤な状態になり得る．また透析患者は血管の石灰化により進行例も多い．もちろん下肢潰瘍・壊疽患者の感染症合併の予防が重要であるが，一旦感染を合併してした場合は速やかな対応が必要であり，場合によっては救命のために速やかな下肢切断の判断が求められる．

　下肢感染症として頻度の多い蜂窩織炎・壊死性筋膜炎・ガス壊疽・骨髄炎・糖尿病性足病変の感染・陥入爪について，それぞれ病態・診断・治療などをまとめた．

蜂窩織炎

1．病　態

　蜂窩織炎は真皮から皮下組織の感染症であり，外傷や皮膚潰瘍，皮膚炎などに合併することが多く，皮膚軟部感染症の中でも頻度が高い．重症の蜂窩織炎と早期発症の壊死性筋膜炎とは臨床上鑑別しづらく，鑑別が重要である．頻度としては蜂窩織炎が約 60 倍発症頻度が高いと報告されている[1]が，壊死性筋膜炎は予後不良であり見逃してはならない．

　リンパ浮腫がある患者に蜂窩織炎が発症しやすいと言われており，リンパ浮腫患者では OKT 4/

[*1] Shintaro KANEYUKU, 〒113-8603　東京都文京区千駄木 1-1-5　日本医科大学形成外科
[*2] Hitomi SANO，同，助教
[*3] Rei OGAWA，同，主任教授

OKT 8 比が低く,一種の免疫不全状態にあることが一因として挙げられている[2].

2. 診　断

血液検査や画像検査で特異的なものはないとされ,臨床症状から診断されることが多い.臨床症状としては外見上炎症所見が目立ち,局所の発赤,腫脹,熱感があり(図1),発赤部位の自発痛や圧痛を認める.辺縁が不明瞭なことが多いのに対し,丹毒は表在性の蜂窩織炎であり硬結を作り辺縁が明瞭である.

血液検査では白血球,C反応性タンパク(CRP),血沈など感染症の指標として有用な項目が蜂窩織炎の重症度の指標になり得るが,疾患特異性はないため臨床症状と総合的に評価する必要がある[3].

コンピュータ断層撮影(Computed tomography;CT)は一般的に蜂窩織炎の診断において行われないが,壊死性筋膜炎やリンパ節炎,膿瘍などとの鑑別に有用である.蜂窩織炎では真皮から皮下脂肪の低吸収域や腫脹が認められる.膿瘍形成があると造影CTで膿瘍周囲が高吸収域となり,鑑別に有用とされる[4].

核磁気共鳴画像法(Magnetic resonance imaging;MRI)は蜂窩織炎の病変自体は真皮から皮下組織の非特異的な浮腫・炎症像として認められるが,壊死性筋膜炎に対して感受性が高い[5]ため,鑑別に有用である.またそのほかの評価方法では診断できない非典型例の蜂窩織炎でもMRIが診断に役立ったという報告もあり[6],鋭敏な画像検査であると言える.

3. 治　療

一般的な蜂窩織炎の主な起因菌はA群溶血性連鎖球菌や黄色ブドウ球菌であり,それらに適応がある抗生剤を選択することが望ましく,ペニシリン系やセフェム系が選択されることが多い.内服であれば組織移行性のよいcephalexin(ケフレックス®)やclavulanic acid-amoxicillin(オーグメンチン®)などが,点滴であればcefazolin(セファメジン®)などが使用されることが多い.一方

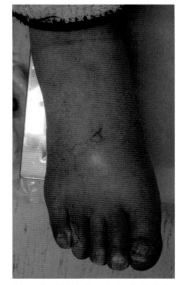

図 1. 糖尿病性足潰瘍から蜂窩織炎を発症した症例

βラクタム系のみでは効果不十分な場合もあり,clindamycinやminocycline(ミノマイシン®)などを単独もしくは併用で使用することで症状が改善された報告もある[7].

重症例や易感染性例では前述の菌に加え大腸菌やクレブシエラ,嫌気性菌などの混合感染の割合が増えるため,それらに適応があるampicillin-sulbactam(ユナシン®),もしくはそれらの菌に加え緑膿菌にも感受性があるpiperacillin-tazobactam(ゾシン®)やmeropenem(メロペン®)を選択することが望ましい.

軽症例では5日間の抗菌薬投与で治療は可能とされるが,糖尿病患者では微小循環障害によって局所の抗菌薬の濃度が上がらないため,1〜2週間の投与が必要となる場合もあるとされる[8].

壊死性筋膜炎・ガス壊疽

1. 病　態

壊死性筋膜炎は典型的にはA群レンサ球菌や,好気性菌と嫌気性菌の混合感染により,浅層筋膜を中心に壊死が急速に拡大する予後不良の疾患であり,重度の蜂窩織炎に類似する.外陰部を中心に発症するものをフルニエ壊疽と言う.

ガス壊疽の所見は壊死性筋膜炎でみられる所見に加え,ガス産生による所見がみられる.クロス

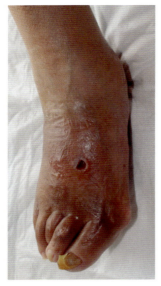

図 2. 右足骨髄炎の患者

トリジウム性ガス壊疽はクロストリジウム属菌が産生する外毒素により，局所での微小血管障害や低酸素状態などを引き起こし，筋破壊による激烈な疼痛や腫脹がみられることが特徴的である[9]．組織破壊が進むことで二酸化炭素や硫化水素ガスが産生され，皮下の握雪感が出現する[9]．

近年，基礎疾患が基盤になり発症することが多いと言われる非クロストリジウム性ガス壊疽が増加している．こちらは体表が正常にみえることが多いが，炎症が筋膜に沿って拡大していくため，初期は見逃しやすいことに注意する必要がある[10]．

2．診　断

壊死性筋膜炎・ガス壊疽ともに臨床所見上は皮膚症状に見合わない激烈な疼痛が典型的である．局所の発赤，腫脹や熱感，水疱形成や紫斑が急速に進行する．ガス産生が起こると捻髪音を聴取できる．全身症状が強く，高熱や頻脈，意識障害やショック状態に進行することもある．

血液検査では白血球，CRP，血沈など感染症の指標として有用な項目の上昇に加え，クレアチニンキナーゼ高値や肝・腎機能低下がみられ，播種性血管内凝固症候群へ進行する危険がある．また病巣の細菌培養検査も有用である．

画像検査では筋膜肥厚，皮下ガス像などが見られ，CT や MRI が有用である．造影 CT でも炎症を検出できるため[11]，MRI と比較すると所見には劣るが，近年の CT の性能向上により短時間での診断が十分に可能となっている．

試験切開を行うと筋膜の壊死や，ガス産生している場合は腐敗臭を確認できる．

3．治　療

壊死性筋膜炎・ガス壊疽の場合，速やかな外科的デブリードマンをする必要がある．手術に至るまでの時間と死亡率に関連があるとする報告が多数ある[12]．外科的デブリードマンでは，皮膚から筋肉までの明らかな感染が認められる組織は全て除去する必要があり，場合によっては四肢切断もやむを得ない．

外科的デブリードマンに加えて，早期の抗生剤投与が重要である．早期はグラム陽性菌，グラム陰性菌や嫌気性菌を広くカバーするようエンピリカルな抗生剤を選択する．ampicillin-sulbactam（ユナシン®）や piperacillin-tazobactam（ゾシン®）などに加え，clindamycin や ciprofloxacin（シプロキサン®）などを併用することがいくつかの診療ガイドラインで推奨されている[13)14)]．

骨髄炎

1．病　態

骨髄炎は大部分が感染した組織や開放創から，直接骨に感染が進展することに起因し，この場合は複数菌による混合感染であることが多い．また血行性の骨髄感染に起因することもあり，この場合は単一菌によることが多い．

形成外科的には四肢の慢性骨髄炎，特に糖尿病性足潰瘍の進行に起因する慢性骨髄炎の症例などが多いと思われるが，その場合はほとんどが感染した皮膚軟部組織からの直接進展に起因する．

炎症によって局所の血管が閉塞され，感染の進展や骨壊死が助長される．

2．診　断

急性骨髄炎の場合は局所の発赤や腫脹，熱感などに加え，発熱といった全身症状などがみられるが，慢性骨髄炎の場合は骨の持続的な自発痛や圧

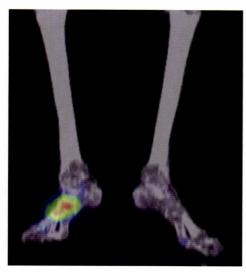

図 3．SPECT-CT での骨髄炎所見

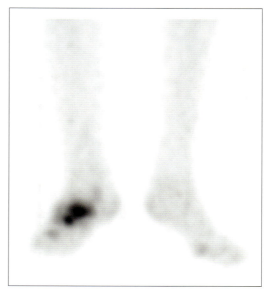

図 4．ガリウムシンチグラフィーでの骨髄炎所見

痛，瘻孔からの排膿が認められる(図2).

血液検査では感染症の指標の上昇を認めるが，他の炎症性疾患との鑑別のためには身体診察や画像検査などと総合的な判断が必要である．

単純 X 線撮影(X-p)はこれまでも多くの施設で利用されており，骨破壊や骨硬化，骨膜反応，腐骨，瘻孔，骨枢といった所見が認められる[15]．しかしながら慢性骨髄炎に特異的と言える，腐骨や瘻孔などの所見をはっきり認識できる場合は少ないため，他の画像検査との総合的な判断が必要である[16]．またこれらの所見は感染から 2 週間程度経過してからでないと描出されない[15]ため，急性骨髄炎の診断には不向きである．

CT では感染から 2 週間以内でも感度・特異度共に高く，骨破壊や骨硬化，骨膜反応，腐骨，瘻孔，骨枢などといった所見が認められる．CT は X-p や MRI よりも腐骨の描出に優れていると言われる(低信号を示し，造影もされない)[17]．

MRI は急性骨髄炎の炎症所見の描出に非常に優れている[18]．慢性骨髄炎においても同様に炎症や膿瘍形成の範囲の確認に非常に有効である．

骨シンチグラフィーは炎症部位の血流の増加や骨新生の検索などに有用である．ガリウム炎症シンチグラフィー・白血球シンチグラフィーなどのシンチグラフィーを併用することで，より検査の精度を高めることができる(図3，4)．

3．治 療

デブリードマンによる壊死組織・感染組織の除去と抗生剤投与が治療の主体となる．抗生剤の選択においては，特に糖尿病性足潰瘍の進展に起因する骨髄炎などでは，黄色ブドウ球菌やレンサ球菌，腸内細菌や嫌気性菌などの複合感染であることが多いため，それらに適応のある ampicillin-sulbactam(ユナシン®)や piperacillin-tazobactam(ゾシン®)といったエンピリカルな選択が必要である．適切な投与期間は 6 週間の投与が必要とする報告がほとんどである[19]．適切な外科的デブリードマンによって投与期間を 2〜4 週間に短縮できるという報告もされている[20]．

急性骨髄炎の場合は抗生剤のみの治療で改善が見込まれるが，四肢の慢性骨髄炎では骨壊死や周囲脂肪組織の瘢痕化などで，病巣に十分に抗生剤が到達できず，抗生剤のみでなく外科的なデブリードマンが根治に必要である[21]．しかしながら慢性骨髄炎患者は易感染性宿主である場合も多く，患者の全身状態を術前に十分評価し，根治的な手術の適応を判断する必要がある．

デブリードマン後に持続洗浄療法を併用することで，創の清浄化を図り二次感染を防止することができ，治療に有用であると考えられる[22]．

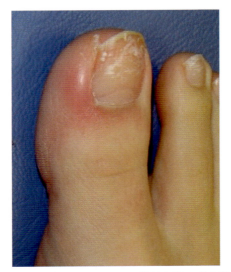

図 5. 母趾内側陥入爪による軟部組織の炎症所見

糖尿病性足病変の感染

1. 病態
糖尿病患者は神経障害のため下肢感染の発見が遅れてしまい、腱膜や腱沿いに感染が急激に進行してしまうことが多い。糖尿病性足病変に末梢動脈疾患を合併している場合は、虚血のため抗生剤が効きづらく難治性である。虚血性潰瘍との鑑別のため足首／上腕血流比（Ankle Brachial Pressure Index；ABI）、足趾／上腕血圧比（Toe Brachial Pressure Index；TBI）、経皮酸素分圧（Transcutaneous Oxygen Tension；TcPO$_2$）、皮膚組織灌流圧（Skin Perfusion Pressure；SPP）といった血流評価は有用である[23]。

また透析導入されている場合、動静脈中膜の肥厚が進行し、下肢虚血の発生率が上昇するため、潰瘍が難治性となると考えられる[24]。

2. 感染の評価
糖尿病性潰瘍において組織の感染は潰瘍の閉鎖を妨げるため、適切な評価が必要である。デブリードマン時の潰瘍底からの擦過検体は、深部組織培養との相関性を示し、非常に有用である[25]。

骨髄炎が疑われる場合、骨生検が推奨され[26]、MRI による評価が診断に有用である。また治療開始後の MRI によるフォローが再発率を低下させた報告もされている[27]。

3. 治療
糖尿病性潰瘍に軟部組織の感染が起きた場合、軽度の感染の場合は局所での銀・ヨード含有ドレッシング材の使用が経口の抗生剤と同様に有効であったとの報告がある[28]が、2016 年発行の米国 Wound Healing Society による Guidelines for the treatment of diabetic ulcers では、局所抗菌剤療法や局所消毒療法は、汚染微生物数を減らしている過程において創傷治癒に効果的ではないこと（Level Ⅰ）、骨髄炎が疑われた場合は骨生検が起因菌同定に有用であること（Level Ⅱ）が新たに付け加えられている[29]。

軟部組織感染の急性期には抗生物質の全身投与が必要である。経過とともに複数の菌による感染に変化していくため、それらの菌をカバーできる抗生剤の選択が必要である。軽症であれば 1～2 週間の投与で十分であるが、重症の場合や易感染性宿主の場合などは長期間の投与が必要である。適切な外科的デブリードマンや、潰瘍底からの培養検査が、抗生剤全身投与期間の短縮につながる。

陥入爪

1. 病態
陥入爪は爪棘が軟部組織に刺さって炎症が起こることで生じる（図 5）。原因としてはパンプスなどの先細りの靴など、足に合わない靴を履くことや、爪白癬による変形、外傷、深爪などが挙げられる。炎症の進行で蜂窩織炎や血管拡張性肉芽腫などを合併することがあり、特に糖尿病患者や重症下肢虚血患者は足潰瘍・壊死の原因となるためフットケアによる予防が重要である。

2. 保存的治療
初期治療では特に軽症患者では簡便さや侵襲を考慮して、最初は保存的治療を行うことが望ましい。初期であれば、保存的治療のみで完治でき再発の頻度も少ないとの報告は多数ある[30]。保存的治療は創部洗浄や抗生剤の外用や内服、ガター法（図 6）やコットンパッキング、弾性ワイヤー挿入（図 7）などがあり、これらを症例の状況によって

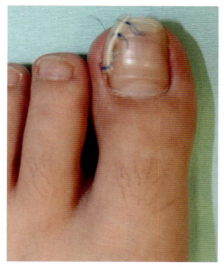 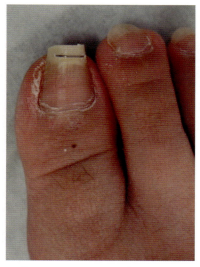 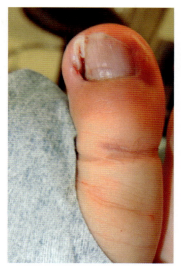

図 6. ガター法を実施した患者　　図 7. マチワイヤー法を実施した患者　　図 8. フェノール法を実施した患者

組み合わせる[31].

3．侵襲的治療

侵襲的治療にはフェノールによって化学的に爪母を焼灼するフェノール法（図 8）や，鬼塚法，児島法，Zodiak 法，CO_2 レーザーによって爪母を焼灼する方法などが報告されている[32].

フェノール法は手技が容易であり治療効果が高く，術後の疼痛が少ないため日常生活への復帰が早いことなどの利点が挙げられるが，感染の発生率が高いという報告もあり[32]，患者の状況に沿った治療選択が必要である．

全抜爪は抜爪後の軟部組織の変形の惹起し，結果的に二時的な爪変形の原因となるため推奨されない．

4．予防

陥入爪の予防のためには先細りの靴など足に合わない靴を履かず，適切な靴を履くことや，爪白癬の治療，深爪をしないことなどが挙げられる．

爪の切りすぎによって爪棘ができるため，予防にはスクエアカットと呼ばれる切り方が推奨される．

参考文献

1) Ellis Simonsen, S. M., et al.：Cellulitis incidence in a defined population. Epidemiol Infect. 134：293-299, 2006.
2) 大城　孟ほか：四肢リンパ節浮腫患者にみられる免疫異常．外科治療．67：361-366，1992.
3) Midha, N. K., Stratton, C. W.：Laboratory tests in critical care. Crit Care Clin. 14：15-34, 1998.
4) 大塚雄一郎：溶連菌感染後に副咽頭間隙の感染をきたした 2 例．小児耳鼻咽喉科．32：17-22, 2011.
5) 福田知雄：【下肢皮膚疾患診断治療マニュアル】下肢の細菌感染症 画像を中心に．MB Derma. 73：1-6, 2003.
6) Matsuki, M., et al.：An adult case of retropharyngeal cellulitis；diagnosis by magnetic resonance imaging. Radiat Med. 16：289-291, 1998.
7) Mascini, E. M., et al.：Penicillin and clindamycin differentially inhibit the production of pyrogenic exotoxins A and B by group A streptococci. Int J Antimicrob Agents. 18：395-398, 2001.
8) Lipsky, B. A., et al.：Infectious Diseases Society of America：2012 Infectious Diseases Society of America clinical practice guideline for the diagnosis and treatment of diabetic foot infections. Clin Infect Dis. 54(12)：e132-e173, 2012.
9) 嶋津岳士：クロストリジウム（ガス壊疽菌）．別冊日本臨牀 No. 35 感染症症候群，222-225，日本臨牀社，2011.
10) Freischag, J. A., et al.：Treatment of necrotizing soft tissue infections. The need for a new approach. Am J Surg. 149：751-755, 1985.
11) Fayad, L. M., et al.：Musculoskeletal infection：role of CT in the emergency department. Radiographics. 27：1723-1736, 2007.

12) Wong, C. H., et al. : Necrotizing fasciitis : clinical presentation microbiology, and determinants of mortality. J Bone Joint Surg Am. **85-A** : 1454-1460, 2003.

13) Stevens, D. L., et al. : Practice guidelines for the diagnosis and management of skin and soft-tissue infections. Clin Infect Dis. **41** : 1373-1406, 2005.

14) Anaya, D. A., Dellinger, E. P. : Necrotizing soft-tissue infection : diagnosis and management. Clin Infect Dis. **44** : 705-710, 2007.

15) 林田佳子：感染症と類縁疾患. 画像診断. **29**：S96-S103, 2009.

16) Gold, R. : Diagnosis of osteomyelitis. Pediatr Rev. **12** : 292-297, 1991.

17) Kumar, J., et al. : Extra-osseous fat fluid level : a specific sign for osteomyelitis. Skeletal Radiol. **36** : S101-S104, 2007.

18) Concia, E., et al. : Osteomyelitis : clinical update for practical guidelines. Nucl Med Commun. **27** : 645-660, 2006.

19) Lazzarini, L., et al. : Antibiotic treatment of osteomyelitis : what have we learned from 30 years of clinical trials? Int J Infect Dis. **9** : 127-138, 2005.

20) Lipsky, B. : Osteomyelitis of the foot in diabetic patients. Clin Infect Dis. **25** : 1318-1326, 1997.

21) Rao, N., et al. : Treating osteomyelitis : antibiotics and surgery. Plast Reconstr Surg. **127** Suppl 1 : 177S-187S, 2011.

22) 三浦幸雄, 樫山政宏：感染症の制圧　慢性骨髄炎に対する持続洗浄療法. OS NOW. **11**：54-61, 1993.

23) Okamoto, K., et al. : Peripheral arterial occlusive disease is more prevalent in patients with hemodialysis : comparison with the findings of multidetector-row computed tomography. Am J Kidney Dis. **48** : 269-276, 2006.

24) Yasuhara, H., et al. : Significance of phlebosclerosis in non-healing ischaemic foot ulcers of end-stage renal disease. Eur J Vasc Endovasc Surg. **36** : 346-352, 2008.

25) Spico, F. L., et al. : The infected foot of the diabetic patient : quantitative microbiology and analysis of clinical features. Rev Infect Dis. **6** : S171-S176, 1984.

26) Mader, J. T., et al. : Update on the diagnosis and management of osteomyelitis. Clin Podiatr Med Surg. **13** : 701-724, 1996.

27) Valabhji, J., et al. : Conservative management of diabetic forefoot ulceration complicated by underlying osteomyelitis : the benefits of magnetic resonance imaging. Diabet Med. **26** : 1127-1134, 2009.

28) Lipsky, B. A., et al. : A report from the international consensus on diagnosing and treating the infected diabetic foot. Diabetes Metab Res Rev. **20**(Suppl) : S68-S77, 2004.

29) Guidelines for the treatment of diabetic ulcer. Wound Repair Regen. **24** : 112-126, 2016.

30) 黒住　望, 中澤　学：陥入爪の保存的治療の検討. 形成外科. **44**：691-696, 2001.

31) 青木文彦：【爪・指尖部の治療】巻き爪・陥入爪に対する爪矯正治療（超弾性ワイヤー式爪矯正術）. PEPARS. **13**：57-66, 2007.

32) Rounding, C., Bloomfield, S. : Surgical treatments for ingrowing toenails. Cochrane Database Syst Rev.(**2**) : CD001541, 2005.

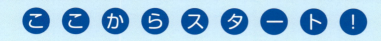

睡眠医療を知る
－睡眠認定医の考え方－

著 名古屋市立大学睡眠医療センター センター長
中山明峰

2017年6月発売
定価（本体価格 4,500円＋税）
B5判　136頁

睡眠医療に興味があるすべての方へ！

眠れないから睡眠薬を処方する。果たしてそれが睡眠医療と言えるのか？
睡眠認定医 中山明峰先生の睡眠医療のノウハウをこの一冊に凝縮！
睡眠のメカニズムから、問診、検査、治療計画、睡眠薬処方、さらには中日新聞にて掲載されたコラム５０編もすべて収録。
イラストレーター 中山信一氏のほのぼのとしたイラストを交えたすべての睡眠医療初学者に向けた一冊です。

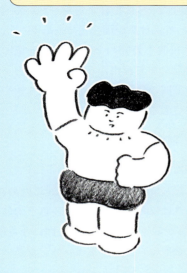

目　次
ステップ1　ここからはじめる睡眠医療
　問診とアンケートのとり方
ステップ2　睡眠検査を学ぶ
　1．睡眠脳波／2．PSG／3．携帯型睡眠検査
ステップ3　睡眠の仕組みを知る
　1．総論／2．不眠症と不眠障害
ステップ4　睡眠治療を実践する
　1．不眠に対する睡眠関連薬／2．睡眠関連呼吸障害群の診断／3．睡眠関連呼吸障害群の治療／4．その他の疾患
INDEX

全日本病院出版会　〒113-0033　東京都文京区本郷3-16-4　Tel：03-5689-5989
http://www.zenniti.com　Fax：03-5689-8030

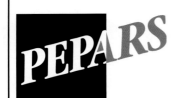

◆特集/感染症をもっと知ろう！—外科系医師のために—

熱傷の感染症と治療・予防

松村　一[*1]　田熊清継[*2]

Key Words：熱傷(burn)，感染(infection)，TSS，人工真皮(artificial dermis)，自家培養表皮(cultured epidermal autograft)

Abstract　熱傷においては，創感染，それに続く各種感染症が，その予後や患者の QOL に直結する．このため，如何に創感染を予防し，また，創感染の兆候があれば早期に適切な介入をすることが必要である．熱傷創面への細菌負荷が多くなれば burn wound sepsis というような全身の感染症を呈する．また，細菌負荷が少量であっても，細菌からの外毒素により toxic shock syndrome などの症状を呈するので注意を要する．治療は，洗浄や抗菌製剤を用いた保存的療法と汚染・細菌の定着した創面のデブリードマンと創閉鎖と行う外科的療法が行われる．熱傷においては，受傷後 5～7 日目以降に感染のリスクが高まるので，それ以前の早期手術が望まれる．また，近年の熱傷治療には人工真皮や自家培養表皮などの創感染に非常にセンシティブな材料が用いられるため，より創感染の予防が重要となる．さらに，熱傷センターなどでは，菌の水平伝播を防ぐことも重要である．

熱傷における感染症の重要性

熱傷においては，皮膚という体内を外界から守る重要なバリアとなる組織が傷害される．このため，容易に創部に菌が定着し，体内に侵入する．熱傷創部に一定量以上細菌が定着すると，局所感染を起こし，熱傷創の深達化，治療として行われた植皮片の生着不良などの局所治療の障害となる．それだけではなく，創部感染から菌血症となり，創部からの菌がその他の臓器へ様々な経路で侵入し，各種の感染症・臓器障害を生じ，予後不良の一因となる．したがって，熱傷においては，その重症度に依らず，最も重要なのは創部感染の予防となる．

日本熱傷学会「熱傷入院患者レジストリー」のデータ，2010 年 4 月～2016 年 3 月に登録された急性期症例 7,252 例中，死亡症例 701 名（平均年齢 69.4 歳，平均熱傷面積 49.7% TBSA）について分析した死亡原因を図 1 に示す．これによると初期のショック・臓器不全に続いて，感染に起因する病態は 29% と死亡原因の第 2 位となっており，感染が如何に予後に影響するかがわかる．もちろん，多くの症例は広範囲熱傷であるが（図 2），その一方で比較的小範囲の 20% 以下の症例でも感染が主因で死亡する症例が存在する（図 3）．このことは，小範囲の熱傷においての感染対策やその治療が重要であることを示している．

熱傷創での局所感染

1．熱傷の深達度と創感染

Ⅰ度熱傷に関しては，数日で上皮化するために，創感染の危険性はほとんどない．Ⅱ度以上の熱傷においては，創が深達化する程，広範囲になる程，適切な治療開始前のコンタミネーションが多いほ

[*1] Hajime MATSUMURA，〒160-0023　新宿区西新宿 6-7-1　東京医科大学形成外科学分野，主任教授
[*2] Kiyotsugu TAKUMA，〒210-0013　川崎市川崎区新川通 12-1　川崎市立川崎病院救急科，部長

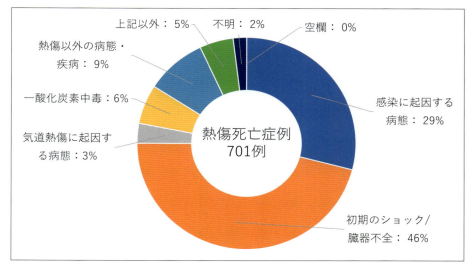

図 1.
熱傷死亡原因

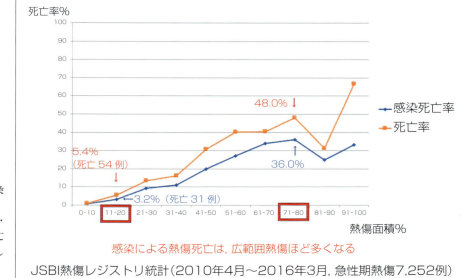

図 2.
熱傷面積と死亡率および感染死亡率
爆発・電撃傷・高温気体吸引・他・不明および，急性期死亡を除く，受傷8日以上生存した5,126例

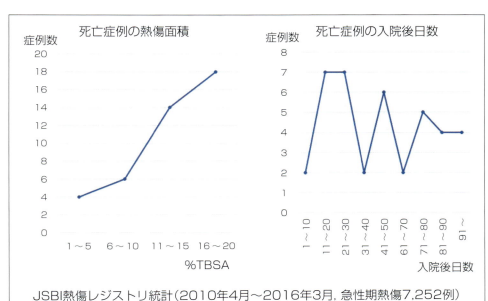

図 3.
小範囲熱傷(1〜20% TBSA)感染死亡症例
爆発・電撃傷・高温気体吸引・他・不明を除く

表 1. Toxic shock syndrome の診断基準

1．発熱：体温≧38.9℃

2．皮疹：びまん性の斑状紅皮症
　　発症より1〜2週間で落屑．手掌と足底に顕著

3．低血圧：収縮期血圧 90 mmHg 以下
　　16歳以下では1歳ごとに5％ずつ低下
　　拡張期血圧は起立時で15 mmHg 以上の低下，または起立性失神あるいは起立性めまいを起こす

4．多臓器障害：3 またはそれ以上
　　胃腸：発症時に嘔吐または下痢
　　筋肉：重篤な筋肉痛または CPK の正常値の2倍以上の上昇
　　粘膜：膣，口腔，咽頭，結膜の充血
　　腎臓：BUN，血清クレアチニンの正常値の2倍以上の上昇，または蓄尿（沈渣で白血球数5個以上／高倍率視野：尿路感染はない場合に限る）
　　肝臓：総ビリルビン，GOT または GPT の正常値の2倍以上の上昇
　　血液：血小板減少（10万/mm^{3}以下）
　　中枢神経：発熱や低血圧の認められないときに神経学的躁症状を伴わずに失見当識や意識障害

5．次の検査結果が陰性
　　培養検査：血液，咽頭，脳脊髄液
　　血清検査：ロッキー山紅斑熱，レプトスピラ症，麻疹

ど創感染のリスクが高まる．Ⅱ度浅達性熱傷では，創感染すると深達化し，容易にⅡ度深達性熱傷となり，瘢痕や拘縮を残して治癒することになる．Ⅱ度深達性熱傷ではⅢ度熱傷に深達化し，植皮術を要することになる．このように，熱傷創の創感染は，機能・整容，患者の QOL に直結する．

2．起炎菌

熱傷における創感染に関しては，幾つかの感染経路が考えられる[1]．皮膚の常在菌が感染源になる場合，受傷から医療機関などで創処置が行われるまでのコンタミネーション，そして，医療機関内でのコンタミネーションである．常在菌であれば，黄色ブドウ球菌などが主であり，地面からの汚染では，クロストリジウムやバシルスなどが考えられる．医療機関でのコンタミネーションでは MRSA や各種の薬剤耐性菌が多い．

実際の熱傷での検出菌としては黄色ブドウ球菌（特に入院患者では主にメチシリン耐性黄色ブドウ球菌 MRSA），腸球菌，緑膿菌，アシネトバクターなどが多い[2,3]．受傷早期はグラム陽性球菌が主であるが，グラム陰性桿菌は受傷後しばらく経ってからの検出が多い．さらに，受傷熱傷の長期治療ではカンジダなどの真菌感染症も生じる．多くの MRSA による熱傷創感染は，院内でのコンタミネーションと考えられるが，現在では市中型の MRSA（CA-MRSA）の熱傷創感染も報告されており，今後注意を要する可能性もある[4]．

熱傷部位別では，肛門部，臀部の熱傷創では，大腸菌や腸球菌が検出されやすく，体幹後面などでは緑膿菌やアシネトバクターなどが多いのが特徴である．

3．Burn wound sepsis と TSS

一般的には熱傷創での病原菌数が組織1gに対して10の5乗以上であると，敗血症と同様の全身的な影響が生じ，このような状態を burn wound sepsis と呼んでいる．このような場合には全身的な抗菌療法が必要とされる．本邦においては，このような定量培養を行う場合は少ないと考えられるが，明らかなバイタル変化や血液データの異常により全身抗菌療法の適応を決める場合が多い．

一方で僅かな細菌数でも，敗血症様の症状を呈することがある．このような場合には，toxic shock syndrome（TSS）や toxic shock-like syndrome（TSLS）などの高い病原性をもつ感染症を常に念頭に置くことが必要である．TSS では MRSA が産生する外毒素である TSST-1 が原因となり，血流を介して全身の臓器に達し，発熱・ショック・多臓器不全・皮膚症状を示す[5,6]．米国 CDC の診断基準を表1に示す[7]．

熱傷に発症する TSS は小児に多いこと，熱傷受傷後早期に発症することが多いこと，比較的軽症な熱傷にも起こるので注意を要する．熱傷患者では，発疹が出現することは比較的稀であるため，創培養や TSST-1 の検査結果によらず，このような場合はまず TSS などの毒素型感染症を疑うことが重要である．治療は，MRSA を対象とした抗菌剤とガンマグロブリン製剤の投与と対照的な全身管理となる．加えて，破傷風の免疫の確認も忘れてはならない．

熱傷創感染の治療

熱傷創感染の治療は，局所抗菌療法，外科的治療，全身的な抗菌療法である．

1．局所療法

局所療法としては，創洗浄に加えて，各種の局所抗菌剤を用いる．抗菌剤含有軟膏，シルバーサルファダイアジン，ヨード製剤などが従来使用されてきた．現在は，これらに加え，Ag を含有した創傷被覆材が使用されるようになった．これらでは，Ag イオンが徐放され，創傷面で滲出液中の細菌と接触し，細菌の細胞壁，細胞膜に作用して構造変化を引き起こし，その機能を破壊することで抗菌作用を発現する．持続的な抗菌作用が期待されるものである．

2．外科的治療

創の上皮化が期待できない場合には，外科的治療が適応となる．Ⅱ度深達性熱傷以上の熱傷深度であれば，局所感染を生じた場合には上皮化が期待できない．このため，早期のデブリードマンと植皮術を行うこととなる．一般に熱傷の創感染は，受傷後 5 日頃から生じることが多い．このため，深達性熱傷においては，感染の可能性の低い受傷後 5〜7 日までのデブリードマンと植皮を行う早期手術が特に重症熱傷においては勧められる．通常，メスや電気メスで細菌の定着している壊死組織をデブリードマンするが，細菌数を減少させるためには，より深部まで，周囲の正常組織を含めてデブリードマンすることになる．しかしながら，より深部までの組織が切除されるため，機能・整容性に影響する．したがって，必要かつ十分な量

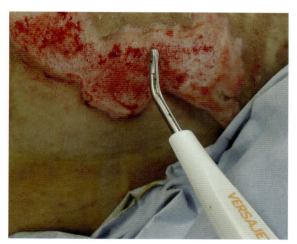

図 4．水圧式メス（VERSAJET Ⅱ™）によるデブリードマン

の組織のデブリードマンが求められる．

極力，正常組織を温存して，デブリードマンを行う場合には，近年本邦に導入された水圧式メスによるデブリードマンを用いるのがよい．この水圧式メスによるデブリードマンでは，従来の方法より健常組織の損傷が少なく正確なデブリードマンが期待され，なおかつ，創面が高速の水流で洗浄されるために，細菌数の減少が報告されている[8]（図 4）．

3．全身的な抗菌療法

全身的な抗菌療法に関しては，同定された起炎菌にあった抗菌剤を投与することが基本である．重症の熱傷では薬剤動態は通常と大きく異なり，通常量では至適な薬剤血中濃度に達しないことが報告されている[9]．このため，組織移行を十分に考えた抗菌薬投与が，重症熱傷では必要となる．抗菌薬の選択に関しては，Ⅱ度熱傷創には皮膚への移行性に優れた抗菌薬を選択すればよい．一方，Ⅲ度熱傷では真皮の全層が焼痂組織になっていて，薬剤を運ぶ毛細血管が欠如していることから，移行しないと考えられてきたが，受傷早期ではアミノグリコシド系やセフェム系抗菌薬の一部で焼痂組織への良好な移行が確認されている[10]．

院内感染対策

近年，多剤耐性菌による熱傷患者の水平伝播の事例が多く報告されている．重症熱傷患者では，

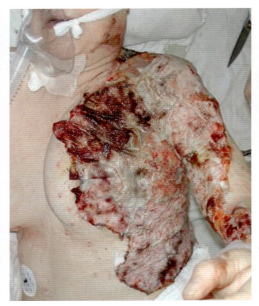

◀図 5.
人工真皮貼付後早期の創感染
感染した人工真皮の除去を要した.

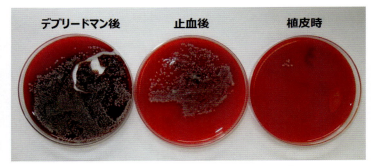

▲図 6. 熱傷手術時の掛布のスタンプ培養

創面が広範囲であること,免疫力の低下,熱傷センターなどで管理されるため医療従事者や共用部品などを介した水平感染の危険性が高いこと,薬剤耐性菌の検出が多いことなど多くの問題点を抱えている.このような院内感染で創感染や呼吸器感染が生じれば,敗血症や多臓器不全に陥り生命予後に関わるため,この対策は非常に重要な問題である.

これまで,重症熱傷患者では,シャワー浴による熱傷創の洗浄処置が行われていたが,近年ではシャワー洗浄での汚染された環境を介しての間接接触感染が問題となり,シャワー浴はしない方向の施設が多くなった.日本熱傷学会熱傷治療ガイドラインでも,共用シャワーによる水治療は緑膿菌などの熱傷創感染の誘引となり生命予後を悪化させるので,受傷早期にはできるだけ実施しないことを推奨している[11].

薬剤耐性病原菌としては,MRSA だけでなく[12)13)],多剤耐性緑膿菌[14)],多剤耐性アシネトバクター[15)16)]なども多く報告され,その対策は,どの施設においても伝播経路を確定し,それを除去することであるが,実際上は簡単ではない.

最新の局所治療に影響を与える局所創感染

近年,熱傷治療において従来の自家植皮術だけでなく,人工真皮や自家培養表皮などが広範囲熱傷を中心に頻用されてきた.しかしながら,この2つは局所創感染を生じると極端に成績が悪くなる.したがって,このような方法を用いて治療を行う場合には,局所創感染のコントロールが,その成績,予後を左右する.

1.人工真皮

人工真皮にて真皮様の組織を構築することで,深達性熱傷での瘢痕拘縮の予防や再建された皮膚の質感などの整容性が得られるために,近年多く用いられている.さらに,広範囲熱傷で早期にデブリードマンを行った場合の一時的な被覆にも有用で,同様の目的で用いられる同種植皮の供給が制限されたこともあり,広範囲熱傷での重要な材料となってきた.この人工真皮は,真皮様組織の構築のための多孔性のコラーゲンシート層の上に,表皮層の代わりとしてシリコン膜を上に貼り合わせたものである.デブリードマンされた熱傷創にこの人工真皮を貼付して,約2~3週の間,コラーゲンシート層に母床からの細胞浸潤や血管侵入がなされるのを待ち,その後にシリコン膜を除去して薄い自家分層植皮を行う.したがって,人工真皮が貼付された段階では,創傷上の異物であり,細菌のコンタミネーションが容易に起こり,局所感染につながる.そして,感染した人工真皮

は除去を余儀なくされる(図5).したがって,通常の分層植皮を行う場合に比較して,厳重な創感染の予防が必要である.人工真皮貼付部位の感染には,大きく分けて2つの要因が考えられる.1つは人工真皮貼付前の創面のデブリードマン不足,壊死組織の存在,細菌のコンタミネーションである.この予防には,十分なデブリードマンとともに創面の十分な洗浄と貼付時の掛け布などの術野でのコンタミネーションを避ける必要がある(図6).もう1つは,術後の周囲の汚染創からのコンタミネーションである.この予防のためには,残存熱傷創が隣接する場合には,人工真皮貼付部との間にデブリードマンを行った安全帯を設けることが推奨され,さらに同部位には抗菌性創傷被覆材を用いるなどの工夫が必要である(図7).

2.自家培養表皮移植

本邦において10年前より,広範囲熱傷症例に対する自家培養表皮移植が導入された.しかしながら,培養表皮は,局所感染のある母床に適応しても,生着は得られない.

培養表皮自体は,表皮細胞が5～7層程度重層化したもので,非常に薄く,移植時には正常な基底膜構造を欠くために,非常に不安定である.このため,菌のコンタミネーションで,特にMRSAなどのプロテアーゼを有するような状況では容易に,その融解が生じる.これは,採皮が一旦上皮化した後に局所のMRSA感染が生じると表皮の

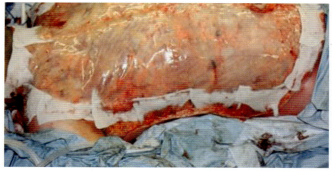

図7.隣接した熱傷創から人工真皮貼付部へのコンタミネーションを防ぐ工夫

融解が生じる現象と同様である[17].

2007年10月29日以降の症例で有効性の解析が可能であった335例(移植後1年の経過観察を2016年3月までに終了)に対しての製造・市販後調査においても,自家培養表皮移植時に創感染のある創面では,その表皮再形成率は低く,「創感染なし」「浸出液なし」の症例で良好な生着が示されている(図8).

その他の熱傷おける注意すべき感染症 ～ラップ療法

熱傷創の治療に非医療材料を用いる,いわゆるラップ療法により,重篤な創感染を生じている症例が多々見られる[18].2000年前後より,創面に直接ガーゼなどを使用しない創面を乾燥させず湿潤環境においた方が治癒が促進されるという湿潤療法という概念が浸透した.その流れで食品用ラップや穴あきポリエチレンシートなどを創傷被覆材

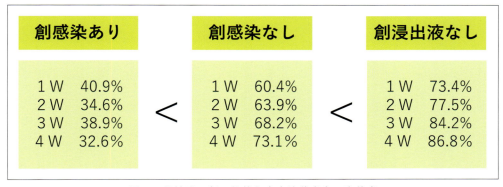

図8.移植時の創の状態と自家培養表皮の生着率

として用い，その上をカーゼや紙おむつなどで被覆するというラップ療法が本邦で用いられるようになった．創処置に伴う疼痛が少ないこと，そして安価であるため，安易にこの療法が行われる場合もある．しかしながら，浸出液が多い場合には創面からの浸出液のドレナージが不良となり，頻回に洗浄交換を行わないと，細菌の格好の培地とあり感染を助長する[19]．

その上，非医療材料を保険診療で用いる問題点もあり[18]，有用性を否定するものではないものの，熱傷創の感染という視点からは避けるべき療法である．日本熱傷学会においても，注意喚起の勧告がなされている[20]．

参考文献

1) 田熊清継：【熱傷の初期治療とその後の管理の実際】初期治療における感染対策．PEPARS．47：82-92，2010.

2) 吉澤直樹ほか：当科熱傷ユニットにおける創部分離菌の検討．熱傷．22(3)：163-169，1996.

3) 佐々木淳一：救急疾患への対応 熱傷・電撃傷・化学熱傷．救急・集中治療医学レビュー 2016-'17．212-220，総合医学社，2016.

4) 桑名 司ほか：市中型 MRSA(CA-MRSA)感染により，toxic shock syndrome を来した1例 抗菌薬の選択についての考察．日救急医会誌．22(2)：70-75，2011.

5) 浅井真太郎ほか：熱傷に toxic shock syndrome (TSS)を併発した症例の検討．熱傷．41(5)：247-253，2015.

6) 崎山ともほか：足背の熱傷後に生じた toxic shock syndrome の1例．臨皮．66(9)：717-721，2012.

7) https://wwwn.cdc.gov/nndss/conditions/toxic-

shock-syndrome-other-than-streptococcal/case-definition/2011/.

8) Mosti, G., Mattaliano, V.：The debridement of chronic leg ulcers by means of a new, fluidjet-based device. Wound. 18(8)：227-237, 2006.

9) Gomez, D. S., et al.：Individualised vancomycin doses for paediatric burn patients to achieve PK/PD targets. Burns. 39(3)：445-450, 2012.

10) 田熊清継：Ⅲ度熱傷創の感染発症に対する経静脈投与抗菌薬の有効性と薬剤移行機序に関する実験的検討．慶應医学．85(2)：197-209，2009.

11) http://www.jsbi-burn.org/members/guideline/pdf/guideline2.pdf.

12) 浅井さとみほか：熱傷患者の共用シャワー室使用における耐性緑膿菌の水平伝播とその制御．熱傷．37(2)：105-112，2011.

13) 松永暁里ほか：広範囲熱傷患者での熱傷処置ルールの変更による MRSA 交差感染減少の効果．熱傷．42(3)：150-155，2016.

14) 本田周司ほか：熱傷患者からの感染拡大防止対策—耐性緑膿菌に感染した広範囲熱傷患者の事例—．熱傷．40(2)：97-106，2014.

15) 大橋茉耶ほか：熱傷センターにおける多剤耐性 *Acinetobacter baumannii* の多発とその感染制御．熱傷．39(2)：69-75，2013.

16) 池田弘人：【外科領域における耐性菌】多剤耐性アシネトバクター(MDRA)．日外感染症会誌．10(3)：315-319，2013.

17) Matsumura, H., et al.：Melting graft-wound syndrome. J Burn Care Rehabil. 19(4)：292-295, 1998.

18) 安田 浩ほか：熱傷局所治療に非医療材料を用いるいわゆる「ラップ療法」の実態調査．熱傷．38(5)：285-292，2012.

19) 水原章浩：食品用ラップや穴あきポリエチレンを用いる熱傷に対するラップ療法の合併症とその対策．熱傷．39(2)：99-104，2013.

20) http://www.jsbi-burn.org/kenkai/pdf/kenkai.pdf.

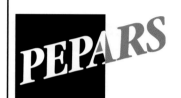

◆特集/感染症をもっと知ろう！―外科系医師のために―
褥瘡の感染症の診断と治療

寺部雄太[*1] 大浦紀彦[*2]

Key Words：褥瘡(pressure ulcer)，感染(infection)，臨界的定着(critical colonization)，創面環境調整(wound bed preparation)，デブリードマン(debridement)

Abstract 褥瘡は，慢性創傷のなかでも外力負荷によるという点に特徴がある．感染症を併発する場合への外科的デブリードマンの効果が高い．全身徴候がない局所の感染の場合は，十分な外科的デブリードマンと外用抗菌剤のみで対応が可能であることが大半である．
　一方で，全身徴候を伴う感染性褥瘡には起因菌の診断から全身への抗菌剤投与まで対応する．褥瘡をはじめとした慢性創傷の感染には，critical colonization をはじめとして様々な知見が確認されている．
　これらの知見を再確認して，今一度褥瘡に対する治療を深める時期が到来してきている．感染性褥瘡を制することは，褥瘡治療において形成外科医の治療の幅を広げることにつながる．
　この稿では，感染性褥瘡に対する創面環境調整に則り，評価から治療について述べる．

はじめに

　褥瘡の診療は，ここ数十年で著しく進歩した医療の分野の1つと考えられる．予防医学，診断や治療の進歩のみならず，一般的な認知が医師をはじめとするすべての医療従事者に浸透し，市井にも広がっていると言える．
　褥瘡診療は進歩したが，感染症を伴った褥瘡では未だに治療に難渋することが多い．感染症は，褥瘡に限らず死亡原因の上位にあがり，感染症を制することが治療を円滑に進める鍵となる[1]．
　この稿では，皮膚軟部組織感染症としての褥瘡の評価，診断そして治療について知見を踏まえて述べる．

褥瘡と感染症

1．褥瘡とは

　褥瘡は，外力(圧力とずれと剪断力)によって軟部組織が阻血に到り，不可逆的変化を起こして皮膚および軟部組織に損傷を負った病態である[2]．全身のどの部分にも起こる．特に褥瘡の好発部位は突出部に多いが，一方で深部損傷褥瘡(deep tissue injury；DTI)や近年は医療機器関連圧迫創傷(medical device related pressure ulcer)のように突出部以外にも起こる．好発部位は，骨盤周囲の仙骨，坐骨，大転子部といったところになる[3]．今回は，好発部位である骨盤周囲に発生した褥瘡として，褥瘡の感染症について解説する．

2．皮膚軟部組織感染症としての褥瘡

　以前は，褥瘡を急性期と慢性期に分けて定義していたが，近年は一部の急性期の褥瘡をDTIと呼ぶようになっている．急性期の褥瘡は，外傷と同様で感染を起こすことは少ない．その後乾燥壊死のみで皮下に膿貯留を認めず，明らかな感染が起こらない場合もある．しかし，なかには数週間経過後に軟部組織に滲出液の貯留，発赤を伴い皮膚壊死が具現化することがあり，その際に初めて感染性の褥瘡となる．つまり褥瘡の感染部位は，皮膚と軟部組織である．感染症としては皮膚軟部組織感染症の一種と考えられており，そこに褥瘡

[*1] Yuta TERABE，〒196-0003 昭島市松原町3-1-1 東京西徳洲会病院形成外科，医長
[*2] Norihiko OHURA，〒181-8611 三鷹市新川6-20-2 杏林大学医学部形成外科，教授

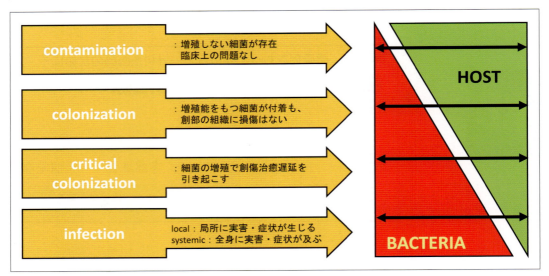

図 1. 細菌の存在形式と宿主との関係

表 1. 褥瘡で検出されやすい細菌

細菌名	検出率
大腸菌 *Escherichia coli*	24%
クレブシエラ・ニューモニエ *Klebsiella pneumoniae*	20%
緑膿菌 *Pseudomonas aeruginosa*	18%
ブドウ球菌 *Staphylococcus aureus*	28%

(文献 8 より引用改変)

という特徴が加わることとなる[4].

3. 感染性褥瘡とは

感染性褥瘡では,壊死組織を伴って炎症の4徴候(疼痛,発赤,熱感,腫脹)を認めることが多い.感染とは創部に菌が定着することで,菌が侵襲を加えると感染症となる(図1)[5]. 発赤や熱感を認めるスラフ状の壊死組織では,その下に膿が貯留していることが多いので,早期に切開・排膿が必要である.

最近は,慢性創傷の感染は,感染か非感染かのステレオタイプではなく,正常な状態から感染症となるまでに汚染,定着,臨界的定着,局所感染,全身感染といくつかの連続した段階を得る wound infection continuum という概念がある(図1). 特に臨界的定着(critical colonization)は,いわゆる感染症の一歩手前であり,肉芽組織において創傷治癒が停滞した状態を示す概念であり,褥瘡の治療中にも多く認められ重要である[6].

4. 感染性褥瘡の病原菌

褥瘡の発生部周囲が陰部に近いため,腸内細菌科(Enterobacteriaceae)など陰部に関連した細菌と皮膚常在菌が主な原因微生物となる(表1)[7]. 一般的には,大腸菌(*Escherichia coli*)や緑膿菌(*Pseudomonas aeruginosa*),ブドウ球菌(*Staphylococcus aureus*)などが検出菌として挙げられる.ただし単一の感染原因菌であることは,半数くらいであり,混合感染であることを考慮する[8]. 滅多にないが,陰部がびらんや不潔である褥瘡には真菌が影響していることもある.

褥瘡の感染症の診断

1. 感染症の診断

一般的な褥瘡の軟部組織感染症において重要なことは,全身性の感染があるか否かである.局所症状だけであれば,デブリードマンなどの外科的処置,洗浄などの創処置だけでも対応が可能であることが多い.一方で,全身症状(発熱や倦怠感)がある場合は,敗血症であることも少なくない.褥瘡の診断ツールである DESIGN-R をみると I が Infection を示しており,発熱などは全身的徴候の9点となっており,最高点である(表2). この場合には,抗菌薬の投与や脱水などに対する補

表 2. DESIGN-R®

DESIGN-R®　褥瘡経過評価用

カルテ番号（　　　　　　）
患者氏名（　　　　　　　　）

月日	／	／	／	／	／	／

Depth　深さ　創内の一番深い部分で評価し，改善に伴い創底が浅くなった場合，これと相応の深さとして評価する

	0	皮膚損傷・発赤なし		3	皮下組織までの損傷						
d	1	持続する発赤	D	4	皮下組織を越える損傷						
				5	関節腔，体腔に至る損傷						
	2	真皮までの損傷		U	深さ判定が不能の場合						

Exudate　滲出液

	0	なし									
e	1	少量：毎日のドレッシング交換を要しない	E	6	多量：1日2回以上のドレッシング交換を要する						
	3	中等量：1日1回のドレッシング交換を要する									

Size　大きさ　皮膚損傷範囲を測定：[長径(cm)×長径と直交する最大径(cm)]*3

	0	皮膚損傷なし									
	3	4 未満									
	6	4 以上　16 未満									
s	8	16 以上　36 未満	S	15	100 以上						
	9	36 以上　64 未満									
	12	64 以上　100 未満									

Inflammation/Infection　炎症／感染

	0	局所の炎症徴候なし		3	局所の明らかな感染徴候あり（炎症徴候，膿，悪臭など）						
i	1	局所の炎症徴候あり（創周囲の発赤，腫脹，熱感，疼痛）	I	9	全身的影響あり（発熱など）						

Granulation　肉芽組織

	0	治癒あるいは創が浅いため肉芽形成の評価ができない		4	良性肉芽が，創面の 10％以上 50％未満を占める						
g	1	良性肉芽が創面の 90％以上を占める	G	5	良性肉芽が，創面の 10％未満を占める						
	3	良性肉芽が創面の 50％以上 90％未満を占める		6	良性肉芽が全く形成されていない						

Necrotic tissue　壊死組織　混在している場合は全体的に多い病態をもって評価する

	0	壊死組織なし		3	柔らかい壊死組織あり						
n			N	6	硬く厚い密着した壊死組織あり						

Pocket　ポケット　毎回同じ体位で，ポケット全周（潰瘍面も含め）[長径(cm)×短径*1(cm)]から潰瘍の大きさを差し引いたもの

				6	4 未満						
P	0	ポケットなし	P	9	4 以上 16 未満						
				12	16 以上 36 未満						
				24	36 以上						

部位 [仙骨部，坐骨部，大転子部，踵骨部，その他（　　　　）]

合　計*2						

*1：“短径”とは“長径と直交する最大径”である
*2：深さ（Depth：d, D）の得点は合計には加えない
*3：持続する発赤の場合も皮膚損傷に準じて評価する

日本褥瘡学会より引用

©日本褥瘡学会/2013

表 3. Critical colonization を評価する NERDS の項目

Non-healing	適切な治療にもかかわらず創傷が治癒しない
Exudative wound	滲出液が多い
Red and bleeding wound	創底が明るい赤色(bright red)で過剰肉芽を伴う
Debris in the wound	創内に壊死組織や不活性化組織がある
Smell from the wound	悪臭

(文献 9 より引用改変)

表 4. UPPER と LOWER

UPPER wound compartment infection：Signs and symptoms related to local infection because of bacterial damage in the upper wound compartment		
Signs and symptoms	**Definition**	**Present/absent**
U：unhealthy tissue	Increased surface area on wound bed covered by devitalised tissue and unhealthy granulation tissue(thin and friable, bleeds easily, dark red, dull or dusky discoloration, over-granulation, pocketing and bridging)	Yes/No
P：pain	New or increased pain	Yes/No
P：poor healing	Stalled wound healing with no significant change in wound size or volume (approximately 10% in the last 7 days)	Yes/No
E：exudate	Increased volume of exudate, change of consistency：viscous and thick exudate	Yes/No
R：reek	Presence of foul odour	Yes/No
LOWER wound compartment infection：signs and symptoms of wound infection related to bacterial damage in the lower or deeper wound compartment		
L：larger in size	Sudden or unexplained increase in wound size or new areas of satellite breakdown	Yes/No
O：osseous tissue	Wound that probes to bone or deep structures；crepitus may be present	Yes/No
W：warmth	Increased periwound temperature of more than 3°F compared to areas distant from the wound	Yes/No
E：oedema	Increased oedema or induration around the wound	Yes/No
R：redness	Redness of >2 cm beyond the wound margin	Yes/No
Total score		/10

(Woo KY, Alam T, Marin J.：Topical antimicrobial toolkit for wound infection. Surg Technol Int. 25：45-52, 2014. より引用)

液が必要となる.

2．細菌の状態と診断

局所感染を疑った場合には,まず細菌の状態がどうであるか検討をつける.前述した通り正常状態と感染症の状態は連続した段階となっている(表1).特に critical colonization か局所感染かの判断は治療方針が異なり,鑑別が必要である.しかし critical colonization を正確に診断できるツールは存在していないのが現状であり,臨床的な徴候診断で行っている.診断方法としては臨床徴候を頭文字でとって表した NERDS という概念がある(表3)[9].NERDS は critical colonization に相当する所見として提唱されている.感度は,80.5%,特異度は73.3%となる[10].簡易に判断がつくため利用頻度は高い.

また他にも critical colonization の指標として,

表在感染と深部感染に分けて UPPER と LOWER がある(表4)[11].NERDS であれ,UPPER と LOWER であれ,いずれにしろ critical colonization を疑う,もしくは診断して治療に臨むことが有用である.

3．褥瘡の創部培養

感染症の治療の基本として何が起因菌となっているかを診断することは必須である.敗血症などの全身感染症の状態であれば,創部培養・血液培養を採取することが有用であるが,局所感染では臨床的な意味合いは低い.それは局所感染では,抗菌剤を投与しないことも多く,主に銀系やヨード系の外用抗菌薬で治療をする.つまり創部培養結果に使用する外用薬が左右されないためである.そのため局所感染時の創部培養は,起因菌同定は治療目的だけなく,院内感染予防の観点も含

めて行うことが多い．

創部培養は，治療を始める前に採取することが一般的である．創部培養は，創床の最大深部の組織を採取して行うことができると実際に影響している細菌が検出されやすい．しかし，組織の採取は痛みや出血も伴い簡単には行うことができず，実際はスワブによる培養であることが多い．スワブによる培養では，Levine法が有用な方法とされている．Levine法は創部を洗浄後，創床の深部でスワブを押し付け染み出す液を採取すると，組織採取に近い結果が得られるというものである[12]．

4．感染の範囲の診断

原因菌や感染の有無以外に，感染がどの程度広がっているかを診断することは重要である．その判断を，肉眼所見で行うことは難しいものである．そのゆえ各種画像診断を利用することになる．最も簡易なものが超音波検査である．最近では，ポータブルの超音波診断の機能向上および運搬の簡易化によりベッドサイドでも，精密な診断が可能となっている．さりとてあまり深部組織や骨などは診断力が乏しくなるが，軟部組織（筋肉，脂肪など）の炎症の範囲は簡便に診断できる（図2）．

骨髄炎などを含めて深部組織を判断するにはmagnetic resonance imaging（MRI）が有用である．画像の精密度は，撮影技術者（放射線医，放射線技師）やMRI機器による程度の差はあるが，深部組織を含めて炎症や感染の範囲を確認できる．一方で，撮影時間の長さに耐えられない，閉鎖空間での閉鎖恐怖症や金属類（スクリューや刺青など）が入っていると撮影はできないという問題はある．撮影方法もT1強調画像，T2強調画像，脂肪抑制画像（short-TI IR；STIR）などが必要である．骨髄炎の判断でT1強調画像を用いてSTIRを撮影しているのであれば，あえてT2強調画像は撮影しなくてもよい場合もあるが，腱や筋肉なども考慮するとT2強調画像も撮影する方がよい．術前の特にデブリードマンを施行する前に撮影することで切除範囲の決定の補助となる（図3）．

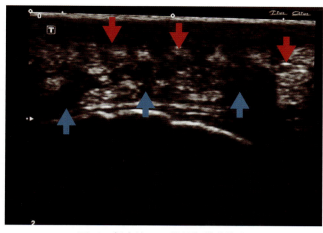

図2．超音波での軟部組織感染症
軟部組織が浮腫状に膨張（赤矢印）
組織間に滲出液による隙間が見られる（青矢印）．

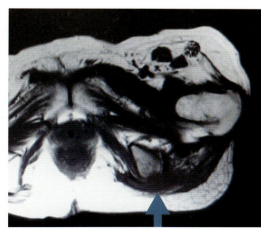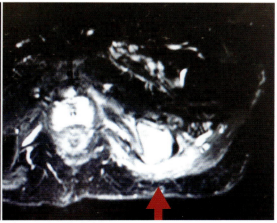

a | b　　図3．MRIでの骨髄炎および軟部組織感染症
　　a：T1強調画像，右坐骨および周囲組織が低信号（青矢印）
　　b：STIR，右坐骨および周囲組織が高信号（赤矢印）
　　T1強調画像で低信号，STIRで高信号域が炎症の範囲

表 5. TIME concept

Tissue	活性のない組織／壊死組織
Infection/Inflammation	感染／炎症
Moist	湿潤のアンバランス
Edge	創縁

感染性褥瘡の治療

1．褥瘡の治療概念

一般的な軟部組織感染症の治療概念は，肺炎などの治療とは異なり，感染部位をデブリードマン・洗浄することによって物理的に菌数を減少させることが可能である．感染性褥瘡においても，褥瘡発生の根本的な原因である外力を体圧分散用具などの対応は十分に行った後に，治療を行う．

褥瘡をはじめとして慢性創傷の治療コンセプトに TIME concept という概念がある．この概念は，創傷の治癒が遅延した際に是正すべき要因を示している（表5）[13]．TIME のうち I は Infection/Inflammation であり，感染の治療は重要な点であると理解できる．TIME をはじめとした慢性創傷の概念を用いて，創傷を治癒できる創へ置換することを創面環境調整（wound bed preparation；WBP）と言い，感染症である褥瘡の治療においても WBP を行うことが要である．

2．抗菌剤の全身投与

最も一般的な感染症の対応は，褥瘡に限らず抗菌剤の投与ではないかと思われる．抗菌剤には静菌作用や殺菌作用があるが，今回はその区別なく記述する．経口や経静脈などがあるが，いずれにしても感受性のある抗菌剤の投与が効果的な治療である．褥瘡における大方の細菌は，腸内細菌科と皮膚常在菌（表1）が多いためこれらをターゲットとした抗菌剤投与も治療の1つである．一方で重症な感染症の場合は，empiric therapy として抗菌剤を投与とすることも考慮する．そして，褥瘡の専門病院や何度も治療を行っている褥瘡患者の場合，耐性菌の問題も考慮する．耐性菌の主なものはメチシリン耐性黄色ブドウ球菌（MRSA）であるため，empiric therapy に抗 MRSA 薬を加えることも忘れてならない．一般的に褥瘡におけ

る感染症は，軟部組織感染か骨髄炎を伴う場合が大元であるため，それに対する抗菌剤の選択をするとよい[14)15]．

どの投与方法にしても効果のない抗菌剤の投与は，患者にとって有害となってしまう．この際には必ず投与前に細菌培養検査を行っておき，結果が判明次第 de-escalation を行うようにする．

3．消毒薬・洗浄

褥瘡は肉眼的に観察可能なところにあり，この部位に直接治療が可能である．これが肺炎や腸炎などと異なる感染症の加療である．特に洗浄は重要であり，褥瘡からは滲出液や膿苔が出て，感染が強いほどその程度は強い．ここにはマクロファージや好中球が遊走して，細胞外マトリックス（Extracellular Matrix；ECM）を分解する炎症性プロテアーゼ（特に Matrix metalloproteinase-9；MMP-9）が過度に発現している[16]．また原因となる細菌が生着していることもあり，これらを物理的に除去することは感染対策としての効果が高い．洗浄は意見が分かれるが，筆者は直接創部を含めて周囲皮膚ごと石鹸での洗浄を行っている．特にポケットがある褥瘡や深い部分がある褥瘡は，汚れが溜まることが多く感染の増悪の原因となる．十分な洗浄が感染を抑える手立てとなる．

洗浄に合わせて感染の度合いが強い場合（細菌の勢力が生体の防御能力を上回る状況）は，消毒薬を塗布して細菌を制御することも1つの手段となる．日本褥瘡学会のガイドライン（2005）でも「洗浄のみで十分，明らかな創部の感染を認め，滲出液や膿苔が多い時は洗浄前に消毒を行っても良い」とあり，必要に応じて消毒薬を使用すべきという考えが主流になっている．その際も使用する消毒薬の選択は，大事である（表6）．消毒薬によっても効果のある細菌の種類は異なる．アルコール含有の消毒薬の効果が高いが，組織の損傷をもた

表 6. 代表的な消毒薬

薬　剤	濃　度	効果									蛋白による不活化
		一般細菌	緑膿菌	MRSA	結核菌	真菌	芽胞菌	ウイルス	HBV	HIV	
グルコン酸クロルヘキシジン・アルコール	1%	○	○	○	○	○	×	△	△	○	小
ポビドンヨード	10%	○	○	○	○	○	△	△	×	○	大
グルコン酸クロルヘキシジン	0.05%	○	△	△	×	×	×	×	×	×	中
塩化ベンザルコニウム	0.01～0.025%	○	△	△	×	○	×	×	×	×	中

表 7. 代表的な抗菌性外用薬

系　統	製品名	薬効成分	基　剤
ヨウ素系	ユーパスタ®	精製白糖・ポビドンヨード	マグロゴール軟膏＋白糖
	カデックス®	カデキソマー・ヨウ素	マグロゴール＋ビーズ
	ヨードコート®	ヨウ素	マグロゴール＋吸水性ポリマー
銀系	ゲーベン®クリーム	スルファジアジン銀	親水軟膏，バニシングクリーム

表 8. 代表的な銀含有被覆材

製品名	販売元
メピレックス® Ag	メンリッケヘルケア株式会社
メピレックス® ボーダー Ag	
アクアセル® Ag	コンバテックジャパン株式会社
アクアセル® Ag 強化型	
アクアセル® Ag BURN	
アクアセル® Ag EXTRA	
ハイドロサイト® 銀	スミス・アンド・ネフュー株式会社
ハイドロサイト® ジェントル銀	
アルジサイト® 銀	
バイオヘッシブ® Ag	アルケア株式会社

らすことがあるため，選択には注意が必要である．

4．外用抗菌薬

　洗浄と同様に直接褥瘡を治療できるものとして外用薬がある．褥瘡の滲出液や炎症の度合いなどで選択をするものである．外用薬の中で抗菌作用があるものは，ヨード系と銀系の外用薬がある（表7）．銀系は，現在耐性菌が出たとの報告があるが，ヨード系は数十年使用されているが，未だに耐性菌は出ていない．

　どの外用抗菌薬でも直接褥瘡部に塗布できるため，抗菌作用を直接もたらすことが可能となる．前述の洗浄・消毒と外用薬を組み合わせることで，効果的な感染症対策となる．外用抗菌薬の選択は，滲出液の量で選択できる．ヨード系は，吸水性基剤を使用していることが多いため滲出液の量が多い褥瘡に，銀系は，乳剤性基剤のため，滲出液の量が多くない褥瘡に使用する．

5．抗菌性創傷被覆材

　創傷被覆材にも外用薬と同様に抗菌作用を示すものがある．創傷被覆材の抗菌作用は銀によるものである（表8）．何種類か銀含有の創傷被覆材があるが，外用薬と比較すると創部と接着しないと効果がでないため，複雑な創面をもつ褥瘡には不向きであるものが多い．一方で，平坦な創面の褥

瘡には有効である．注意するべき点として，本邦の銀含有創傷被覆材は，海外の銀含有創傷被覆材と比較して銀含有量が低いため，外用薬と同様の抗菌作用を期待できない．そのため，膿が貯留するような褥瘡には適応にはならず，外用抗菌薬を使用する．特に被覆材の特性上から数日間貼付したままであることが多いため，ある程度滲出液や感染が落ち着いた状態で使用することが勧められる．

6．手　術

褥瘡の感染の治療としては，一番有効と考えられるのは感染している組織を除去することにある．これをデブリードマンという．フランス語で切開の意味の debridement を語源とする言葉である．デブリードマンには5種類の方法があり，メスや剪刀を用いて壊死組織を切除する外科的デブリードマンは，感染している組織を切除するため，治療効果は最も高い．さらに切除範囲を壊死組織内に止めるシャープデブリードマンと健常組織（十分に出血する部位まで）切除するサージカルデブリードマンがある．サージカルデブリードマンは，効果は高いが，一方で侵襲度が高く，全身状態の悪い患者では，これを契機にさらに全身状態が増悪することもあるので留意する[17]．

外科的デブリードマンで切除することは組織を消失するため，組織欠損の拡大や機能消失をもたらす．いかに最小限の組織切除で最大限の効果を得るかが，この手技の肝となる．術前に各種検査などで切除範囲を確認しているが，必ず一部正常組織を除去することになる．手術手技の向上で切除組織を減らすこともできるが，デバイスを利用することも有用である．水圧デブリードマン（バーサジェット®Ⅱ：スミス・アンド・ネフュー株式会社）という方法があり，高速水流により壊死組織を切除でき，利用することでより最小限な切除のデブリードマンが可能となる．

7．Critical colonization の治療

褥瘡を含めた慢性創傷では，バイオフィルムが形成されている[18]．外科的デブリードマンを行うことでバイオフィルムは減少するが，24～48時間でバイオフィルムは再構築されてくる[19]．ゆえに定期的なデブリードマンが有効である．しかし毎回手術室でデブリードマンを行うことは現実的ではないため，日々の処置で適宜肉芽上のバイオフィルムに鋭匙などによる物理的なデブリードマンを行い，WBP を行う．これをメンテナンスデブリードマンと言い，褥瘡の局所感染や critical colonization を改善させ，感染の鎮静した状態を維持することが可能となる．

これらの方法で感染が制御できれば問題ないが，時に一部分 critical colonization の部分や腐骨が残存することがある．特に褥瘡は，切除することで骨盤腔や関節に到達する場合はなかなかデブリードマンしづらいところがある．形成外科としての感染制御の概念としては，同部位に血流の豊富な組織を移植することで感染を制御する術がある．それが再建術（局所皮弁術や筋皮弁術）である．この場合も創部培養を行い，菌の検出が 10^5 CFU/ml 未満であれば再建術による感染の制御を行いやすい[20]．再建術は褥瘡の再発防止のみならず，感染制御目的にも有用な方法となる．

まとめ

感染性褥瘡の治療は，褥瘡発生の原因である外力の対策をしつつ，WBP の概念によって壊死組織を除去し，日々の洗浄，外用抗菌薬で感染を制御する．外力の対策が不十分である場合には，新たな壊死組織が認められる．外力負荷を伴うことが，他の軟部組織感染症と異なる点であることに留意しながら治療を行う．褥瘡を治療する形成外科医にとって感染の制御は，入院期間，医療費，再建手術の成否にも関わってくる．感染の制御ができるようになれば，褥瘡の治療は一段と進歩したものとなるだろう．

参考文献

1) Research for universal health coverage：World health report, 2013.

2) 立花隆夫ほか：日本褥瘡学会で使用する用語の定義・解説—用語集検討委員会報告3—. 褥瘡会誌. **11**(4)：554-556, 2009.

3) 武田利明ほか：第3回(平成24年度)日本褥瘡学会実態調査委員会報告 療養場所別褥瘡有病率, 褥瘡の部位・重症度(深さ). Surveillance Committee Report. 褥瘡会誌. **17**(1)：58-68, 2015.

4) 大浦紀彦：皮膚感染症. 形成外科治療手技全書Ⅲ 創傷外科. 平林慎一ほか編. 244-248, 克誠堂出版, 2015.

5) Schultz, G. S., et al.：Wound bed preparation：a systematic approach to wound management. Wound Repair Regen. **11**(Suppl 1)：S1-28, 2003.

7) Braga, I. A., et al.：Pressure ulcer as a reservoir of multiresistant Gram-negative bacilli：risk factors for colonization and development of bacteremia. Braz J Infect Dis. **21**(2)：171-175, 2017.

8) Livesley, N. J., Chow, A. W.：Infected pressure ulcers in elderly individuals. Clin Infect Dis. **35**(11)：1390-1396, 2002.

9) Sibbald, R. G., et al.：Special considererions in wound bed preparation 2011：an update[C]. Adv Skin Wound Care. **24**：415-436, 2011.

10) Woo, K. Y., Sibbald, R. G.：A cross-sectional validation study of using NERDS and STONEES to assess bacterial burden. Ostomy Wound Manage. **55**(8)：40-48, 2009.

11) Woo, K. Y., Heil, J.：A prospective evaluation of methylene blue and gentian violet dressing for management of chronic wounds with local infection. Int Wound J. 2017 May 16.

12) Levine, N. S., et al.：The quantitative swab culture and smear：a quick method for determining the number of viable aerobic bacteria in open wounds. J Trauma. **16**：89-94, 1976.

13) Schultz, G., et al.：Wound healing and TIME；new concepts and scientific applications. Wound Repair Regen. **13**(4 Suppl)：S1-11, 2005.

14) Stevens, D. L., et al.：Practice Guidelines for the Diagnosis and Management of Skin and Soft Tissue Infections：2014 Update by the Infectious Diseases Society of America. Clin Infect Dis. **59**：10-52, 2014.

15) 公益社団法人 日本化学療法学会・一般社団法人日本感染症学会 MRSA 感染症の治療ガイドライン作成委員会：MRSA 感染症の治療ガイドライン(公益社団法人日本化学療法学会・一般社団法人日本感染症学会, 2017.

16) Latifa, K., et al.：Evaluation of physiological risk factors, oxidant-antioxidant imbalance, proteolytic and genetic variations of matrix metalloproteinase-9 in patients with pressure ulcer. Sci Rep. **6**：29371, 2016.

17) Kurita, M., et al.：Validity of the orthopedic POSSUM scoring system for the assessment of postoperative mortality in patients with pressure ulcers. Wound Repair Regen. **17**(3)：312-317, 2009.

18) James, G. A., et al.：Biofilms in chronic wounds. Wound Repair Regen. **16**(1)：37-44, 2008.

19) 市岡 滋：【慢性皮膚潰瘍の治療】Wound bed preparation の新展開. PEPARS. **119**：52-60, 2016.

20) Whitney, J., et al.：Guidelines for the treatment of pressure ulcers. Wound Repair Regen. **14**(6)：663-679, 2006.

好評書籍

実践アトラス

美容外科注入治療

全文献にサマリーがついて活用しやすい！

注入剤の名称・入手方法が一目でわかる一覧表つき！

征矢野進一　著

神田美容外科形成外科医院　院長　**2014年9月発行**

Ａ４変型判　オールカラー　138頁　定価 7,500 円＋税

コラーゲン、ヒアルロン酸、ボツリヌストキシン、ハイドロキシアパタイト、PRP などを用いた美容注入治療は、シワや陥凹など様々な領域で実践されています。臨床応用が始まった当初から現在に至るまで、美容注入治療の分野で 30 年の経験をもつ著者ならではの知識を余さず紹介した入門書。日々の診療で使用する備品や薬剤、施術方法、実際の症例を多くの写真を用いてわかりやすく解説しています。皮膚科、美容外科、形成外科はもちろん、これから美容注入治療を始めたい医師の方々にも活用しやすい構成です。

目　次

Ⅰ．おさえておくべき注入治療の基本知識
　1．各種注入材料の知識
　2．注入治療に用いる物品
　3．注射用針について
Ⅱ．注入治療への準備
　1．注入治療に必要な解剖
　2．マーキング法
　3．麻酔
　4．インフォームドコンセント
　5．施術スケジュール
　6．治療の考え方・コツ
Ⅲ．部位別実践テクニック
　総論：各部位ごとの手技
　1．額
　2．眉間
　3．上眼瞼
　4．目尻
　5．下眼瞼と陥凹
　6．鼻根部
　7．頬
　8．口唇
　9．鼻唇溝

　10．口角
　11．顎
　12．首
　13．隆鼻
　14．傷跡陥凹
　15．多汗症
　16．筋肉縮小
Ⅳ．合併症への対応と回避のコツ，
　　術後定期メンテナンス
　1．共通の合併症
　2．製剤・材料に特有の合併症とその対策
　3．定期メンテナンス

コラム
　各製品の入手方法
　課金の方法
　水光注射
　スレッドリフト（糸を用いて顔面のたるみ
　などを治療する方法）
　非吸収性物質について

全日本病院出版会

〒113-0033 東京都文京区本郷 3-16-4　Tel：03-5689-5989
http://www.zenniti.com　　　　　　　　Fax：03-5689-8030

お求めはお近くの書店または弊社ホームページまで！

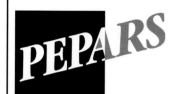

◆特集／感染症をもっと知ろう！―外科系医師のために―

美容外科手術後感染症と治療

野本　俊一*

Key Words：異物(foreign body)，豊胸術(augmentation mammaplasty)，フィラー(filler)，脂肪吸引(liposuction)，スレッドリフト(thread lift)

Abstract　美容外科施術後の感染症患者は少なくない．原因としては非吸収性のフィラーやスレッドリフトなどの異物に起因することが多いが，生体材料や吸収性材料であっても1か所大量注入などの不適切な手技で血流のない壊死組織となれば異物の場合と同様に感染が遷延することもあり得る．筆者の経験では海外施術での未認可の材料や不潔操作によるものが多く，ほとんどが早期感染症状を呈する患者であった．ただし施術後数週間，場合によっては数年経過してからの晩期性感染の発症例もあり，どこで何を入れたのか患者自身もよく理解していない場合は特に診断や治療に苦慮することがある．美容外科手術後に異物を埋入してある状態においてはいつでも晩期性感染発生の可能性を常に念頭に置くべきある．美容外科領域の感染症の対策といっても，何も特別なことはなく，"異物を体内に入れる行為"に対して十分な準備と適切な手順を怠らないことである．

はじめに

当院では美容外科後遺症外来を保険外診療として行っており多数の患者が来院する．その主訴は様々であるが，不適切な異物留置による感染症患者は少なくない．感染症状は非吸収性のフィラーやスレッドリフトなどの異物に起因することが多いが，生体材料や吸収性材料であっても1か所大量注入などの不適切な手技で血流のない壊死組織となれば異物の場合と同様に感染が遷延することもあり得る．本稿では美容外科領域における感染症症例を提示し，その対処法について述べる．

施術内容による違い

1．豊胸術

乳房組織は基本的に無菌構造ではなく，外界と交通する上皮成分に裏打ちされた乳管構造が乳房深部まで分布しているため，術後感染症のリスクは他部位に比較して高いと考えられる．シリコンインプラントのような大きい異物を埋入する際には感染はある一定の割合で発生する．たとえ感染症状がなくても，カプセル被膜には表皮ブドウ球菌を中心に多くの菌が分離されることが証明されている[1]．単純な乳房増大術よりも乳房切除後の再建時の方が罹患率は高く，最大で10倍近く感染率が高くなると言われている[2〜4]．また，生理食塩水バッグでは術中の外科医による注水操作で汚染される可能性がある．

急性期の症状としては発熱，急激な疼痛，皮膚紅斑などで，インプラント移植後6日〜6週間(中央値10〜12日)に発生することが多い[5]．インプラント周囲に浸出液が貯留しており，超音波検査で確認できる．晩期感染は通常二次的な菌血症や乳房以外の場所での侵襲的な処置に起因する．菌血症が起きた場合，移植部位は菌体のトラップとして作用する．他部位に潜在性の細菌感染がある際はインプラント周囲への晩期感染発生の可能性

---

* Shunichi NOMOTO，〒113-8603　東京都文京区千駄木1-1-5　日本医科大学形成外科，助教

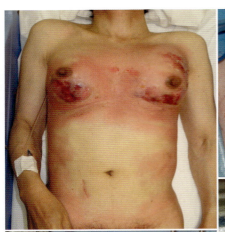
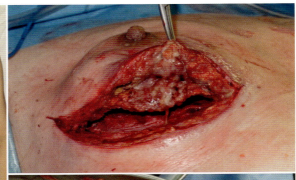
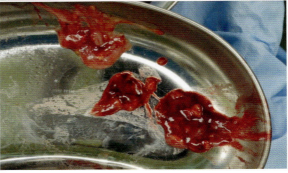
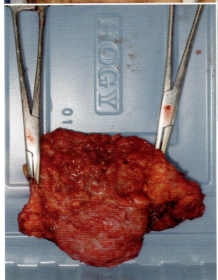

図 1.
53 歳，男性
詳細不明異物注入による豊胸術を受けた後，急激な発赤と激痛を訴えて来院した．壊死性筋膜炎の診断で緊急デブリードマンを施行．感染が沈静化した後，植皮術で再建した．

を常に考慮すべきである．インプラント感染を予防するためには徹底した滅菌環境，よりよい手術手技，適切な抗生剤の使用の 3 点に尽きるであろう[6]．

盲目的操作によるフィラー注入豊胸術ではその素材に関わらず，不適切な層への注入や不潔操作により感染が容易に起こり得ることは言うまでもない(図 1)．

2．フィラー注入

フィラー施術後の感染症状にも豊胸インプラントと同様に早期性と晩期性がある[7]．特に晩期性では "Delayed Angry Red Bumps" と呼ばれる赤色膨隆を呈することがあり[8]，血管内塞栓による局所壊死と並んでフィラーにおける重篤な合併症の 1 つである．注入後数週〜数か月後に遅発性の疼痛，発赤，腫脹を呈する[9)〜13)]．また，膨隆を認めるが疼痛，圧痛は伴わないタイプの報告も見られる[14)15)]．原因は感染，アレルギー，無菌性膿瘍，異物反応など様々であるが病態は一様ではない．筆者も多く経験しているが治療に難渋することが多い．治療としては感染とアレルギーの両側面を考慮し，まずは抗生剤を，経過をみて経口ステロイドを投与する．浮動を触れる病変であれば穿刺吸引を試みて細菌培養検査を施行する．いずれの治療にも抵抗性であれば病巣の外科的切除を試みるが，睫毛下切開や生え際切開，フェイスリフトアプローチなど傷が目立たない切開を心がける．

吸収性フィラーよりも，シリコン，polyacrylamide, poly-L-lactic acid, ethyl- and methyl-methacrylate などの非吸収性フィラーの方が感染の可能性は高い．これらの永久材料では，バイオフィルムやジェル内に封入されることにより，

病原性は低いものの細菌が長く留まり続ける傾向にある[16]ため，感染症状が遷延する(図2).

不適切な手段を用いれば吸収性フィラーでも感染症は起こり得る．2002年に未承認ヒアルロン製剤によって *Mycobacterium abscessus* 感染が流行したという報告がある[17]．これは南アフリカより輸入された FDA 未承認の Hyacell という製品を，医師を装った女性が使用したものであった．

承認された製品を熟練した医師が使用したとしても，感染が起こらないわけではない．感染の可能性を最低限にするためにはやはり十分な術野の消毒が必要である．特に眼瞼周囲では角膜炎にならないようにクロルヘキシジンを使用する．感染が疑われた場合は菌株が確定するまではクラリスロマイシンなどの広域スペクトラム抗菌薬を使用するとよい[8]．

3．脂肪吸引術

脂肪吸引時における感染症は全身性かつ致命的なものになり得る．

ドイツでは脂肪吸引術が盛んであり，2003年の1年間だけでも20万件の脂肪吸引術が施行されている．ドイツ国内での施術を対象にした1998～2002年の5年間の後ろ向き調査で脂肪吸引による合併症を調べたところ，皮膚壊死や肺塞栓より最も数が多かったのが壊死性筋膜炎，ガス壊疽，敗血症などの感染症であった．敗血症を呈した患者は黄色ブドウ球菌による毒素性ショック症候群によるものが最多であり，その半数が死亡に至った[18]．

ある米国の開業医が半年間の間に脂肪吸引術を行った82例のうち，41％にあたる34例で皮下膿瘍を呈したという報告がある[19]．患者の創部培養により同定された *Mycobacterium chelonae* は，この医師の診療所内の水道水から分離された菌株と同様のものであった．脂肪吸引チューブの不十分な洗浄や不適切な滅菌操作による感染患者の大量発生であったと言える．

脂肪吸引はカニューレという異物が数時間にわたり皮下を往復する特殊な施術であるため，使用

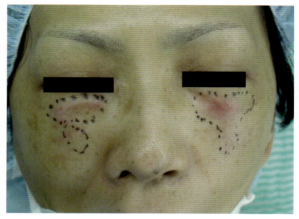

図 2．56 歳，女性
Aquamid® を注入後，急激な発赤，腫脹を主訴に来院した．排膿を伴って注入異物が摘出された．

機材の厳格な滅菌管理が望まれる．

4．スレッドリフト

顔面若返りのための糸を利用したフェイスリフトは比較的新しい技術であり，様々な手法が報告されている．APTOS®[20]に代表される非吸収性の棘付き糸で皮下組織を引き締めるものや，短めの吸収糸で組織の rejuvenation を目的とするものなど，その素材や形態は多岐にわたる．APTOS® においては耳下腺管損傷，血腫，非対称性などの合併症[21]だけでなく感染症による膿瘍形成の報告[22]がみられた．また APTOS® 糸の施術後に類表皮囊胞が発生することがあるので刺入時には上皮成分を巻き込まないようにするとよい[23]．皮膚に対する刺入角度はあまり鋭角にならないようにする．類表皮囊胞そのものは病理組織的には重要な意味をもたないが，炎症や感染を起こすと審美的に問題があるだけでなく，感染が糸全体に波及する可能性も考えられるからである．

APTOS® に限らず，埋入糸の感染がある場合には皮膚の発赤や潰瘍形成，排膿などの症状を伴っていることが多い．その場合には膿で満たされた被膜様組織の内腔に浮かんでおり，もはや棘構造などは意味をなさず，筆者の経験上ではほぼ抵抗なく抜去できることも少なくない．体外に露出している先端部位をペアンで可能な限り広範囲に把持し，一度で力をこめずに抜去するとよい．中途半端に抜去すると縦に裂けたり途中で剪断される

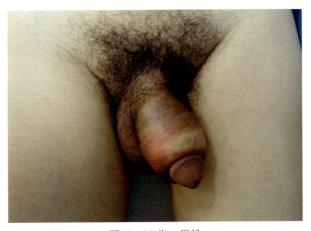

図 3. 36 歳，男性
ミャンマーで医師資格を持たない人間からパラフィン注入による陰茎増大術を受けた．施術後早期に発赤，腫脹，疼痛を訴え来院した．蜂窩織炎を呈しており，外来にて緊急切開排膿を施行した．

可能性が高い．十分に洗浄して抗菌剤を投与し経過をみる．少しでも引っかかりや抵抗がある場合には無理に抜去しない．治療を兼ねてフェイスリフトを希望される場合には直視下に感染糸を摘出することが可能である．

おわりに

　当科を受診する美容外科領域での感染症患者は少なくないが，海外施術での未認可の材料や不潔操作によるものが多く（図 3），ほとんどが早期感染症状を呈する患者である．ただし施術後数週間，場合によっては数年経過してからの晩期性感染の発症例もあり，どこで何を入れたのか患者自身もよく理解していない場合は特に診断や治療に苦慮することがある．美容外科手術後に異物を埋入してある状態においてはいつでも晩期性感染発生の可能性を常に念頭に置くべきある．

　美容外科領域の感染症の対策といっても，何も特別なことはない．フィラーを注入するにしろ，脂肪吸引カニューレが皮下を何往復もするにしろ，"異物を体内に入れる行為"に対して十分な準備と適切な手順を怠らないことであると思われる．

参考文献

1) Virden, C. P., et al. : Subclinical infection of the silicone breast implant surface as a possible cause of capsular contracture. Aesthetic Plast Surg. **16** : 173-179, 1992.
2) Courtiss, E. H., et al. : The fate of breast implants with infections around them. Plast Reconstr Surg. **63** : 812-816, 1979.
3) Gabriel, S. E., et al. : Complications leading to surgery after breast implantation. N Engl J Med. **336** : 677-682, 1997.
4) Schatten, W. E. : Reconstruction of breasts following mastectomy with polyurethane-covered, gel-filled prostheses. Ann Plast Surg. **12** : 147-156, 1984.
5) De Cholnoky, T. : Augmentation mammaplasty. Survey of complications in 10,941 patients by 265 surgeons. Plast Reconstr Surg. **45** : 573-577, 1970.
6) Pittet, B., et al. : Infection in breast implants. Lancet Infect Dis. **5** : 94-106, 2005.
7) Lowe, N. J., et al. : Adverse reactions to dermal fillers. Dermatol Surg. **31** : 1626-1633, 2005.
8) Narins, R. S., et al. : Clinical conference : Management of rare events following dermal fillers—focal necrosis and angry red bumps. Dermatol Surg. **32** : 426-434, 2006.
9) Micheels, P. : Human anti-hyaluronic acid antibodies : is it possible. Dermatol Surg. **27** : 185-191, 2001.
10) Raulin, C., et al. : Exudative granulomatous reaction to hyaluronic acid (Hylaforms). Contact Dermatitis. **43** : 178-179, 2000.
11) Honig, J. F., et al. : Severe granulomatous allergic tissue reaction after hyaluronic acid injection in the treatment of facial lines and its surgical correction. Craniofac Surg. **14** : 197-200, 2003.
12) Lowe, N. J., et al. : Hyaluronic acid skin fillers : adverse reactions and skin testing. J Am Acad Dermatol. **45** : 930-933, 2001.
13) Shafir, R., Amir, A. : Long-term complications of facial injections with Restylanes (injectable hyaluronic acid). Plast Reconstr Surg. **106** : 121-126, 2000.
14) Fernandez-Acenero, M., et al. : Granulomatous foreign body reaction against hyaluronic acid : report of a case after lip augmentation. Dermatol

Surg. **29**：1225-1226, 2003.

15) Rongioletti, F., et al.：Granulomatous reaction after intradermal injection of hyaluronic acid gel. Arch Dermatol. **139**：815-816, 2003.

16) Christensen, L., et al.：Adverse reactions to injectable soft tissue permanent fillers. Aesthetic Plast Surg. **29**：34-48, 2005.

17) Toy, B. R., Frank, P. J.：Outbreak of *Mycobacterium abscessus* infection after soft tissue augmentation. Dermatol Surg. **29**：971-973, 2003.

18) Lehnhardt, M., et al.：Major and lethal complications of liposuction：A review of 72 cases in Germany between 1998 and 2002. Plast Reconstr Surg. **121**：396e-403e, 2008.

19) Hildy, M., et al.：An outbreak of *Mycobacterium chelonae* infection following liposuction. Clin Infect Dis. **34**：1500-1507, 2002.

20) Sulamanidze, M., et al.：Removal of facial soft tissue ptosis with special threads. Dermatol Surg. **28**：367-371, 2002.

21) Winkler, E., et al.：Stensen duct rupture (sialocele) and other complications of the Aptos thread technique. Plast Reconstr Surg. **118**：1468-1471, 2006.

22) Yau, B., et al.：*Mycobacterium abscessus* abscess post-thread facial rejuvenation procedure. Eplasty. **15**：ic19, 2015.

23) Goldan, O., et al.：Epidermoid inclusion cysts after APTOS thread insertion：Case report with clinicopathologic correlates. Aesthetic Plast Surg. **32**：147-148, 2008.

ピン・ボード

第 47 回日本創傷治癒学会（同時開催：第 12 回瘢痕・ケロイド治療研究会）

テーマ：A new, borderless approach to wound healing
多職種の力を一つに～キズを早く綺麗に治す～

会　長：鈴木茂彦（京都大学大学院医学研究科形成外科学，教授）

会　期：2017 年（平成 29 年）11 月 27 日（月）～28 日（火）

会　場：メルパルク京都
〒 600-8216　京都市下京区東洞院通七条下ル東塩小路町 676 番 13
TEL：075-352-7444（代）

主なプログラム（予定）：
特別講演，教育講演，シンポジウム，パネルディスカッション，一般演題（口演・ポスター），ランチョンセミナー，イブニングセミナー，機器展示
詳細は本学会ホームページ（http://convention.jtbcom.co.jp/jswhjsw2017/）をご覧ください．

会　費（当日登録のみ）

参加区分	登録費
医師・研究者・企業・教員	¥ 12,000
看護師・医療スタッフ・学生	¥ 8,000
瘢痕・ケロイド治療研究会（共通参加）	¥ 1,000
瘢痕・ケロイド治療研究会（単独参加）	¥ 3,000

主　催：京都大学大学院医学研究科形成外科学
〒 606-8507　京都市左京区聖護院川原町 54
TEL：075-751-3613　　FAX：075-751-4340

問い合わせ先（事務局）：
第 47 回日本創傷治癒学会　同時開催：第 12 回瘢痕・ケロイド治療研究会　運営事務局
株式会社 JTB コミュニケーションデザイン ミーティング&コンベンション事業部内
〒 530-0001　大阪市北区梅田 3-3-10 梅田ダイビル 4 階
TEL：06-6348-1391　　FAX：06-6456-4105
E-mail：jswhjsw2017@jtbcom.co.jp

2017-2018 全国の認定医学書専門店一覧

北海道・東北地区

- 北海道　東京堂書店・北24条店
　　　　　昭和書房
- 宮　城　アイエ書店
- 秋　田　西村書店・秋田支店
- 山　形　髙陽堂書店

関東地区

- 茨　城　二森書店
- 栃　木　廣川書店・獨協医科大学店
　　　　　廣川書店・外商部
　　　　　大学書房・獨協医科大学店
　　　　　大学書房・自治医科大学店
- 群　馬　廣川書店・高崎店
　　　　　廣川書店・前橋店
- 埼　玉　文光堂書店・埼玉医科大学店
　　　　　大学書房・大宮店
- 千　葉　志学書店
　　　　　志学書店・日本医科大学店
- 東　京　明文館書店
　　　　　鳳文社
　　　　　文光堂書店・本郷店
　　　　　文光堂書店・外商部
　　　　　文光堂書店・日本医科大学店
　　　　　医学書店
　　　　　東邦稲垣書店
　　　　　文進堂書店
　　　　　帝京ブックセンター（文進堂書店）
　　　　　文光堂書店・板橋日大店
　　　　　文光堂書店・杏林大学医学部店
- 神奈川　鈴文堂

東海・甲信越地区

- 山　梨　明倫堂書店・甲府店
- 長　野　明倫堂書店
- 新　潟　考古堂書店
　　　　　考古堂書店・新潟大学医歯学総合病院店
　　　　　西村書店
- 静　岡　ガリバー・浜松店
- 愛　知　大竹書店
　　　　　ガリバー・名古屋営業所
- 三　重　ワニコ書店

近畿地区

- 京　都　神陵文庫・京都営業所
　　　　　ガリバー・京都店
　　　　　ガリバー・京都大学店
　　　　　辻井書院
- 大　阪　神陵文庫・大阪支店
　　　　　神陵文庫・大阪サービスセンター
　　　　　辻井書院・大阪歯科大学天満橋病院売店
　　　　　関西医書
　　　　　神陵文庫・大阪大学医学部病院店
　　　　　神陵文庫・大阪医科大学店
　　　　　ワニコ書店
　　　　　辻井書院・大阪歯科大学楠葉学舎売店
　　　　　神陵文庫・大阪府立大学羽曳野キャンパス店
- 兵　庫　神陵文庫・本社
　　　　　神陵文庫・西宮店
- 奈　良　奈良栗田書店・奈良県立医科大学店
　　　　　奈良栗田書店・外商部
- 和歌山　神陵文庫・和歌山店

中国・四国地区

- 島　根　島根井上書店
- 岡　山　泰山堂書店・鹿田本店
　　　　　神陵文庫・岡山営業所
　　　　　泰山堂書店・川崎医科大学店
- 広　島　井上書店
　　　　　神陵文庫・広島営業所
- 山　口　井上書店
- 徳　島　久米書店
　　　　　久米書店・医大前店

九州・沖縄地区

- 福　岡　九州神陵文庫・本社
　　　　　九州神陵文庫・福岡大学医学部店
　　　　　井上書店・小倉店
　　　　　九州神陵文庫・九州歯科大学店
　　　　　九州神陵文庫・久留米大学医学部店
- 熊　本　金龍堂・本荘店（外商）
　　　　　金龍堂・まるぶん店
　　　　　九州神陵文庫・熊本出張所（外商）
　　　　　九州神陵文庫・熊本大学医学部病院店
- 大　分　九州神陵文庫・大分営業所
　　　　　九州神陵文庫・大分大学医学部店
- 宮　崎　田中図書販売（外商）
　　　　　メディカル田中
- 鹿児島　九州神陵文庫・鹿児島営業所

＊医学書専門店の全店舗（本・支店，営業所，外商部）が認定店です．各書店へのアクセスは本協会ホームページから可能です．

2017.06作成

　日本医書出版協会では上記書店を医学書の専門店として認定しております．本協会認定証のある書店では，医学・看護書に関する専門的知識をもった経験豊かな係員が皆様のご購入に際して，ご相談やお問い合わせに応えさせていただきます．
　また正確で新しい情報を常にキャッチし，見やすい商品構成などにも心がけて皆様をお迎えいたします．医学書・看護書をご購入の際は，お気軽に，安心して認定店をご利用賜りますようご案内申し上げます．

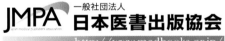

一般社団法人
日本医書出版協会
http://www.medbooks.or.jp/

〒113-0033
東京都文京区本郷5-1-13 KSビル7F
TEL (03)3818-0160　　FAX (03)3818-0159

FAX による注文・住所変更届け

改定：2015 年 1 月

毎度ご購読いただきましてありがとうございます．
読者の皆様方に小社の本をより確実にお届けさせていただくために，FAX でのご注文・住所変更届けを受けつけております．この機会に是非ご利用ください．

◇ご利用方法
FAX 専用注文書・住所変更届けは，そのまま切り離して FAX 用紙としてご利用ください．また，注文の場合手続き終了後，ご購入商品と郵便振替用紙を同封してお送りいたします．**代金が 5,000 円をこえる場合，代金引換便とさせて頂きます．**その他，申し込み・変更届けの方法は電話，郵便はがきも同様です．

◇代金引換について
本の代金が 5,000 円をこえる場合，代金引換とさせて頂きます．配達員が商品をお届けした際に，現金またはクレジットカード・デビットカードにて代金を配達員にお支払い下さい(本の代金＋消費税＋送料)．(※年間定期購読と同時に 5,000 円をこえるご注文を頂いた場合は代金引換とはなりません．郵便振替用紙を同封して発送いたします．代金後払いという形になります．送料は定期購読を含むご注文の場合は頂きません)

◇年間定期購読のお申し込みについて
年間定期購読は，1 年分を前金で頂いておりますため，代金引換とはなりません．郵便振替用紙を本と同封または別送いたします．送料無料，また何月号からでもお申込み頂けます．
毎年末，次年度定期購読のご案内をお送りいたしますので，定期購読更新のお手間が非常に少なく済みます．

◇住所変更届けについて
年間購読をお申し込みされております方は，その期間中お届け先が変更します際，必ずご連絡下さいますようよろしくお願い致します．

◇取消，変更について
取消，変更につきましては，お早めに FAX，お電話でお知らせ下さい．
返品は，原則として受けつけておりませんが，返品の場合の郵送料はお客様負担とさせていただきます．その際は必ず小社へご連絡ください．

◇ご送本について
ご送本につきましては，ご注文がありましてから約 1 週間前後とみていただきたいと思います．お急ぎの方は，ご注文の際にその旨をご記入ください．至急送らせていただきます．2～3 日でお手元に届くように手配いたします．

◇個人情報の利用目的
お客様から収集させていただいた個人情報，ご注文情報は本サービスを提供する目的(本の発送，ご注文内容の確認，問い合わせに対しての回答等)以外には利用することはございません．

その他，ご不明な点は小社までご連絡ください．

株式会社 全日本病院出版会
〒113-0033 東京都文京区本郷 3-16-4-7F
電話 03(5689)5989　FAX03(5689)8030　郵便振替口座 00160-9-58753

FAX 専用注文書
形成・皮膚 1709

年　月　日

○印	PEPARS	定価(税込)	冊数
	2018 年 1 月～12 月定期購読(No. 133～144；年間 12 冊)(送料弊社負担)	41,256 円	
	2017 年　月～12 月定期購読(～No. 132)(送料弊社負担)		
	PEPARS No. 123　実践！よくわかる縫合の基本講座 増大号	5,616 円	
	PEPARS No. 111　形成外科領域におけるレーザー・光・高周波治療 増大号	5,400 円	
	バックナンバー(号数と冊数をご記入ください)　No.		

○印	Monthly Book Derma.	定価(税込)	冊数
	2018 年 1 月～12 月定期購読(No. 265～277；年間 13 冊)(送料弊社負担)	40,932 円	
	2017 年　月～12 月定期購読(～No. 264)(送料弊社負担)		
	MB Derma. No. 255　皮膚科治療薬処方ガイド―年齢・病態に応じた薬の使い方― 増刊号	6,048 円	
	MB Derma. No. 249　こんなとき困らない 皮膚科救急マニュアル 増大号	5,184 円	
	バックナンバー(号数と冊数をご記入ください)　No.		

○印	瘢痕・ケロイド治療ジャーナル		
	バックナンバー(号数と冊数をご記入ください)　No.		

○印	書籍	定価(税込)	冊数
	Non-Surgical 美容医療超実践講座 新刊	15,120 円	
	ここからスタート！睡眠医療を知る―睡眠認定医の考え方―	4,860 円	
	Mobile Bearing の実際―40 年目を迎える LCS を通して―	4,860 円	
	髄内釘による骨接合術―全テクニック公開, 初心者からエキスパートまで―	10,800 円	
	カラーアトラス 爪の診療実践ガイド	7,776 円	
	そこが知りたい 達人が伝授する日常皮膚診療の極意と裏ワザ	12,960 円	
	創傷治癒コンセンサスドキュメント―手術手技から周術期管理まで―	4,320 円	
	複合性局所疼痛症候群(CRPS)をもっと知ろう	4,860 円	
	カラーアトラス 乳房外 Paget 病―その素顔―	9,720 円	
	スキルアップ！ニキビ治療実践マニュアル	5,616 円	

○	書　名	定価	冊数	○	書　名	定価	冊数
	実践アトラス 美容外科注入治療	8,100 円			超アトラス眼瞼手術	10,584 円	
	見落とさない！見間違えない！この皮膚病変	6,480 円			イチからはじめる 美容医療機器の理論と実践	6,480 円	
	図説 実践手の外科治療	8,640 円			アトラスきずのきれいな治し方 改訂第二版	5,400 円	
	使える皮弁術　上巻	12,960 円			使える皮弁術　下巻	12,960 円	
	匠に学ぶ皮膚科外用療法	7,020 円			腋臭症・多汗症治療実践マニュアル	5,832 円	
	多血小板血漿(PRP)療法入門	4,860 円			目で見る口唇裂手術	4,860 円	

お名前	フリガナ 　　　　　　　　　　　　　　　　　　　㊞	診療科
ご送付先	〒　　－ 　　□自宅　　□お勤め先	

電話番号	□自宅　□お勤め先

バックナンバー・書籍合計
5,000 円以上のご注文
は代金引換発送になります

―お問い合わせ先―
㈱全日本病院出版会営業部
電話 03(5689)5989

FAX 03(5689)8030

全日本病院出版会行

FAX 03-5689-8030

年　　月　　日

住所変更届け

お名前	フリガナ	
お客様番号		毎回お送りしています封筒のお名前の右上に印字されております8ケタの番号をご記入下さい。
新お届け先	〒　　　　　都道府県	
新電話番号	（　　　　　）	
変更日付	年　　月　　日より	月号より
旧お届け先	〒	

※ 年間購読を注文されております雑誌・書籍名に✓を付けて下さい。

- ☐ Monthly Book Orthopaedics （月刊誌）
- ☐ Monthly Book Derma. （月刊誌）
- ☐ 整形外科最小侵襲手術ジャーナル （季刊誌）
- ☐ Monthly Book Medical Rehabilitation （月刊誌）
- ☐ Monthly Book ENTONI （月刊誌）
- ☐ PEPARS （月刊誌）
- ☐ Monthly Book OCULISTA （月刊誌）

FAX 03-5689-8030

全日本病院出版会行

全日本病院出版会のホームページに"きっとみつかる特集コーナー"ができました!!

- ☺ 学会売上好評書籍のご案内や関連特集本コーナーで欲しい書籍が見つかりやすくなりました。
- ☺ 定期雑誌の最新号や、新刊書籍の情報をすばやくお届けします。
- ☺ 検索キーワードの入力でお探しの本がカンタンに見つかる、便利な「検索機能」付きです。
- ☺ 雑誌・書籍の目次、各論文のキーポイントも閲覧できます。

zenniti.com

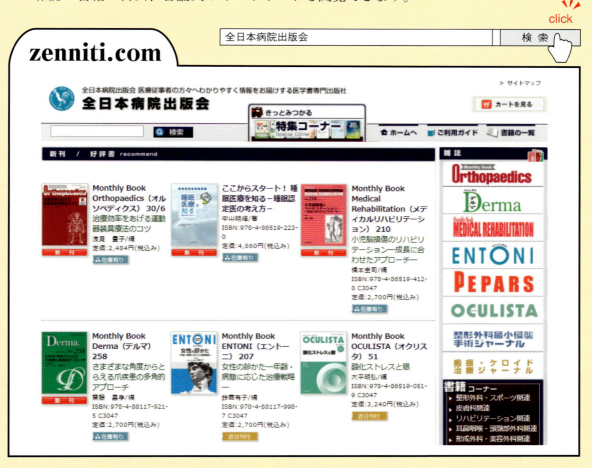

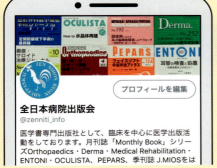

全日本病院出版会　公式 twitter 始めました！

弊社の書籍・雑誌の新刊情報、好評書のご案内を中心に、タイムリーな情報を発信いたします！
全日本病院出版会公式アカウント (**@zenniti_info**) をぜひご覧ください！

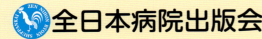

全日本病院出版会　〒113-0033　東京都文京区本郷 3-16-4　Tel:03-5689-5989
http://www.zenniti.com　Fax:03-5689-8030

PEPARS

2007 年
No. 14 縫合の基本手技 増大号
　　　編集/山本有平

2011 年
No. 51 眼瞼の退行性疾患に対する眼形成外科手術 増大号
　　　編集/村上正洋・矢部比呂夫

2012 年
No. 61 救急で扱う顔面外傷治療マニュアル
　　　編集/久徳茂雄
No. 62 外来で役立つ にきび治療マニュアル
　　　編集/山下理絵
No. 71 血管腫・血管奇形治療マニュアル
　　　編集/佐々木 了

2013 年
No. 75 ここが知りたい!顔面の Rejuvenation
　　　―患者さんからの希望を中心に―　増大号
　　　編集/新橋 武
No. 76 Oncoplastic Skin Surgery
　　　―私ならこう治す!―
　　　編集/山本有平
No. 77 脂肪注入術と合併症
　　　編集/市田正成
No. 78 神経修復法―基本知識と実践手技―
　　　編集/柏 克彦
No. 79 褥瘡の治療 実践マニュアル
　　　編集/梶川明義
No. 80 マイクロサージャリーにおける合併症と
　　　その対策
　　　編集/関堂 充
No. 81 フィラーの正しい使い方と合併症への対応
　　　編集/征矢野進一
No. 82 創傷治療マニュアル
　　　編集/松崎恭一
No. 83 形成外科における手術スケジュール
　　　―エキスパートの周術期管理―
　　　編集/中川雅裕
No. 84 乳房再建術 update
　　　編集/酒井成身

2014 年
No. 85 糖尿病性足潰瘍の局所治療の実践
　　　編集/寺師浩人
No. 86 爪―おさえておきたい治療のコツ―
　　　編集/黒川正人
No. 87 眼瞼の美容外科 手術手技アトラス 増大号
　　　編集/野平久仁彦

No. 88 コツがわかる!形成外科の基本手技
　　　―後期臨床研修医・外科系医師のために―
　　　編集/上田晃一
No. 89 口唇裂初回手術
　　　―最近の術式とその中期的結果―
　　　編集/杠 俊介
No. 90 顔面の軟部組織損傷治療のコツ
　　　編集/江口智明
No. 91 イチから始める手外科基本手技
　　　編集/高見昌司
No. 92 顔面神経麻痺の治療 update
　　　編集/田中一郎
No. 93 皮弁による難治性潰瘍の治療
　　　編集/亀井 譲
No. 94 露出部深達性熱傷・後遺症の手術適応と
　　　治療法
　　　編集/横尾和久
No. 95 有茎穿通枝皮弁による四肢の再建
　　　編集/光嶋 勲
No. 96 口蓋裂の初回手術マニュアル
　　　―コツと工夫―
　　　編集/土佐泰祥

2015 年
No. 97 陰圧閉鎖療法の理論と実際
　　　編集/清川兼輔
No. 98 臨床に役立つ 毛髪治療 update
　　　編集/武田 啓
No. 99 美容外科・抗加齢医療
　　　―基本から最先端まで―　増大号
　　　編集/百束比古
No. 100 皮膚外科のための皮膚軟部腫瘍診断の
　　　基礎 臨時増大号
　　　編集/林 礼人
No. 101 大腿部から採取できる皮弁による再建
　　　編集/大西 清
No. 102 小児の頭頸部メラニン系あざ治療のス
　　　トラテジー
　　　編集/渡邊彰二
No. 103 手足の先天異常はこう治療する
　　　編集/福本恵三
No. 104 これを読めばすべてがわかる!骨移植
　　　編集/上田晃一
No. 105 鼻の美容外科
　　　編集/菅原康志
No. 106 thin flap の整容的再建
　　　編集/村上隆一
No. 107 切断指再接着術マニュアル
　　　編集/長谷川健二郎

バックナンバー一覧

No. 108 外科系における PC 活用術
編集／秋元正宇

2016 年
No. 109 他科に学ぶ形成外科に必要な知識
—頭部・顔面編—
編集／吉本信也

No. 110 シミ・肝斑治療マニュアル
編集／山下理絵

No. 111 形成外科領域におけるレーザー・光・
高周波治療 増大号
編集／河野太郎

No. 112 顔面骨骨折の治療戦略
編集／久徳茂雄

No. 113 イチから学ぶ！頭頸部再建の基本
編集／橋川和信

No. 114 手・上肢の組織損傷・欠損 治療マニュアル
編集／松村 一

No. 115 ティッシュ・エキスパンダー法 私の工夫
編集／梶川明義

No. 116 ボツリヌストキシンによる美容治療 実
践講座
編集／新橋 武

No. 117 ケロイド・肥厚性瘢痕の治療
—我が施設(私)のこだわり—
編集／林 利彦

No. 118 再建外科で初心者がマスターすべき 10
皮弁
編集／関堂 充

No. 119 慢性皮膚潰瘍の治療
編集／館 正弘

No. 120 イチから見直す植皮術
編集／安田 浩

2017 年
No. 121 他科に学ぶ形成外科に必要な知識
—四肢・軟部組織編—
編集／佐野和史

No. 122 診断に差がつく皮膚腫瘍アトラス
編集／清澤智晴

No. 123 実践！よくわかる縫合の基本講座 増大号
編集／菅又 章

No. 124 フェイスリフト 手術手技アトラス
編集／倉片 優

No. 125 ブレスト・サージャリー 実践マニュアル
編集／岩平佳子

No. 126 Advanced Wound Care の最前線
編集／市岡 滋

No. 127 How to 局所麻酔＆伝達麻酔
編集／岡崎 睦

No. 128 Step up!マイクロサージャリー
—血管・リンパ管吻合，神経縫合応用編—
編集／稲川喜一

各号定価 3,000 円＋税．ただし，増大号のため No. 14，
37，51，75，87，99，100，111 は定価 5,000 円＋税．No. 123
は 5,200 円＋税．
在庫僅少品もございます．品切の場合はご容赦ください．

(2017 年 9 月現在)

本頁に掲載されていないバックナンバーにつきまし
ては，弊社ホームページ(http://www.zenniti.com)
をご覧下さい．

click

全日本病院出版会	検 索

全日本病院出版会 公式 twitter 始めました！

弊社の書籍・雑誌の新刊情報，または好評書のご案内
を中心に，タイムリーな情報を発信いたします．
全日本病院出版会公式アカウント(@zenniti_info)を
是非ご覧下さい!!

2018 年 年間購読 受付中！
年間購読料 41,256 円(消費税込)(送料弊社負担)
(通常号 11 冊，増大号 1 冊：合計 12 冊)

次号予告

実践リンパ浮腫の治療戦略

No.130（2017年10月号）

編集／北海道大学准教授　古川　洋志

手術を考慮する前に〜複合的理学療法〜
……………………山本　律ほか
リンパシンチグラフィーに基づいた
　リンパ浮腫の重症度分類と
　リンパ管静脈吻合への活用……矢吹雄一郎ほか
弾性着衣とその周辺……………三上　太郎ほか
ICG蛍光リンパ管造影を用いた
　LVAの実際………………………成島　三長
LVAを行う部位の選択について
……………………………関　征央ほか
局所麻酔で行うLVA……………橋川　和信
リンパ管静脈吻合術と術後吻合部
　開存……………………………矢吹雄一郎ほか
LVA治療成績向上の取組み―系統的
　手術戦略と周術期集中排液―………大西　文夫
脂肪吸引併用のLVA……………山田　潔
組織移植による外科治療………山下　修二

編集顧問：栗原邦弘　中島龍夫	No.129　編集企画：
百束比古　光嶋　勲	小川　令　日本医科大学教授
編集主幹：上田晃一　大阪医科大学教授	
大慈弥裕之　福岡大学教授	

PEPARS　No.129

2017年9月10日発行（毎月1回10日発行）
定価は表紙に表示してあります.
Printed in Japan

発行者　　末　定　広　光
発行所　　株式会社　全日本病院出版会
〒113-0033　東京都文京区本郷3丁目16番4号
　　電話（03）5689-5989　Fax（03）5689-8030
　　郵便振替口座　00160-9-58753

ⓒ ZEN・NIHONBYOIN・SHUPPANKAI, 2017

印刷・製本　三報社印刷株式会社　　電話（03）3637-0005
広告取扱店　㈱日本医学広告社　　電話（03）5226-2791

- ・本誌に掲載する著作物の複製権・翻訳権・上映権・譲渡権・公衆送信権（送信可能化権を含む）は株式会社全日本病院出版会が保有します.
- ・ JCOPY ＜（社）出版者著作権管理機構　委託出版物＞
　本誌の無断複写は著作権法上での例外を除き禁じられています. 複写される場合は, そのつど事前に, （社）出版者著作権管理機構（電話03-3513-6969, FAX 03-3513-6979, e-mail: info@jcopy.or.jp）の許諾を得てください.
- ・本誌をスキャン, デジタルデータ化することは複製に当たり, 著作権法上の例外を除き違法です. 代行業者等の第三者に依頼して同行為をすることも認められておりません.

図説 実践 手の外科治療

東京慈恵会医科大学前教授　栗原邦弘／著

2012年5月発行　　オールカラー　　B5判　　262頁　　定価8,000円＋税

日常手の外科治療に必要な知識を詳細に解説！
手外科専門以外の先生方にもお読みいただきたい網羅的書籍！

<総論>
- I　手の外科診療の基本姿勢
- II　手の基本解剖・機能(手掌部・手背部の皮膚／手・指掌側皮線／手掌部 land mark と深部組織／感覚機能／破格筋／種子骨／副手根骨／基本肢位と運動)
- III　手の外科治療における補助診断(画像検査／その他の検査)
- IV　救急処置を必要とする手部損傷(全身管理を必要とする外傷／局所管理を必要とする外傷)
- V　手部損傷の治療原則(手部損傷の初期の対応／手部損傷の初期治療)

<実践編>
- I　皮膚軟部組織損傷(手指高度損傷／手袋状皮膚剥脱創(手袋状剥皮損傷)：degloving injury／指(手袋状)皮膚剥脱創：ring avulsion injury／指先部組織欠損)
- II　末節骨再建を必要とする手指部損傷(人工骨を用いた指先部再建／趾遊離複合組織移植による再建)
- III　手指部屈筋腱損傷(基礎的解剖と機能／手部屈筋腱損傷の診断／指屈筋腱断裂の治療／術後早期運動療法)
- IV　手指部伸筋腱損傷(指伸筋腱の解剖／保存療法／観血的療法／術後療法／手指伸筋腱の皮下断裂)
- V　末梢神経障害(診断／治療／橈骨神経損傷／正中神経損傷／尺骨神経損傷)
- VI　骨・関節の損傷(関節脱臼／骨折)
- VII　炎症性疾患(非感染性疾患／感染性疾患)
- VIII　手指の拘縮(皮膚性拘縮／阻血性拘縮，区画症候群／Dupuytren拘縮)
- IX　手指部腫瘍(軟部腫瘍／骨腫瘍)
- X　特異疾患(爪甲の異常／特異な手・指損傷)

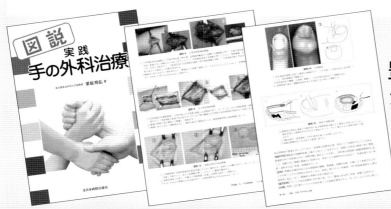

豊富な症例写真とシェーマで詳説！

㈱全日本病院出版会

〒113-0033　東京都文京区本郷3-16-4
TEL：03-5689-5989　FAX：03-5689-8030

お求めはお近くの書店または弊社ホームページ（ http://www.zenniti.com ）まで！

2018年　全日本病院出版会　年間購読ご案内

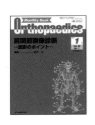

マンスリーブック　オルソペディクス
編集主幹
金子和夫／松本守雄

Vol. 31　No. 1〜13（月刊）
税込年間購読料　38,448 円
（通常号 11 冊・増大号 1 冊・増刊号 1 冊）

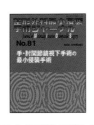

整形外科最小侵襲手術ジャーナル
最先端を分かりやすくまとめた
実践的手術ジャーナルです．
整形外科手術の新しいノウハウを
ぜひ臨床にご活用ください．

No. 86〜89（季刊）
税込年間購読料　13,824 円
（通常号 4 冊：2，5，9，12 月発行）

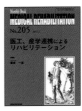

マンスリーブック　メディカルリハビリテーション
編集主幹
宮野佐年／水間正澄

No. 218〜230（月刊）
税込年間購読料　39,398 円
（通常号 11 冊・増大号 1 冊・増刊号 1 冊）

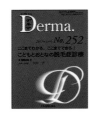

マンスリーブック　デルマ
編集主幹
照井　正／大山　学

No. 265〜277（月刊）
税込年間購読料　40,932 円
（通常号 11 冊・増大号 1 冊・増刊号 1 冊）

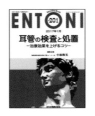

マンスリーブック　エントーニ
編集主幹
本庄　巖／市川銀一郎／小林俊光

No. 214〜226（月刊）
税込年間購読料　40,716 円
（通常号 11 冊・増大号 1 冊・増刊号 1 冊）

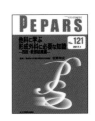

形成外科関連分野の新雑誌　ペパーズ
編集主幹
上田晃一／大慈弥裕之

No. 133〜144（月刊）
税込年間購読料　41,256 円
（通常号 11 冊・増大号 1 冊）

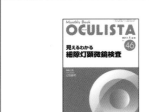

マンスリーブック　オクリスタ
編集主幹
村上　晶／高橋　浩

No. 58〜69（月刊）
税込年間購読料　41,040 円
（通常号 11 冊・増大号 1 冊）

年間購読のお客様には送料サービスにて最新号をお手元にお届けいたします。そのほかバックナンバーもぜひお買い求めください。

❦ 書籍のご案内 ❦
◆ここからスタート！睡眠医療を知る
　　―睡眠認定医の考え方―
　　　著／中山明峰　　定価 4,500 円＋税　B5 判 136 頁
◆Non-Surgical 美容医療超実践講座
　　　編／宮田成章　　定価 14,000 円＋税　B5 判 390 頁
◆Mobile Bearing の実際
　　―40 年目を迎える LCS を通して―
　　　編／小堀　眞ほか　定価 4,500 円＋税　B5 判 124 頁
◆髄内釘による骨接合術
　　―全テクニック公開，初心者からエキスパートまで―
　　　編／渡部欣忍ほか　定価 10,000 円＋税　変形 A4 判 246 頁
◆カラーアトラス　爪の診療実践ガイド
　　　編／安木良博，田村敦志　定価 7,200 円＋税　B5 判 202 頁
◆睡眠からみた認知症診療ハンドブック
　　―早期診断と多角的治療アプローチ―
　　　編／宮崎総一郎，浦上克哉　定価 3,500 円＋税　B5 判 146 頁

ご注文は，お近くの書店，もしくはお電話，Fax，インターネット，いずれでも !!

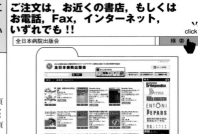

全日本病院出版会
〒 113-0033　東京都文京区本郷 3-16-4
TEL：03-5689-5989
FAX：03-5689-8030
http://www.zenniti.com

ISBN978-4-86519-329-9　C3047　¥3000E

定価（本体価格 3,000 円＋税）